经济学学术前沿书系

WOGUO YILIAO BAOZHANG ZHIDU
YINRU SHICHANG JIZHI GAIGE YANJIU

我国医疗保障制度
引入市场机制改革研究

喻华锋　著

经济日报 出版社

图书在版编目（CIP）数据

我国医疗保障制度引入市场机制改革研究 / 喻华锋
著. — 北京：经济日报出版社，2019.8
ISBN 978—7—5196—0585—8

Ⅰ. ①我… Ⅱ. ①喻… Ⅲ. ①医疗保健制度—体制改
革—研究—中国 Ⅳ. ①R199.2

中国版本图书馆 CIP 数据核字（2019）第 181557 号

我国医疗保障制度引入市场机制改革研究

作　　者	喻华锋
责任编辑	陈礼滟
责任校对	徐建华
出版发行	经济日报出版社
社　　址	北京市西城区白纸坊东街 2 号 A 座综合楼 710
邮政编码	100054
电　　话	010—63567683（编辑部）
	010—63538621　63567692（发行部）
网　　址	www. edpbook. com. cn
E — mail	edpbook@sina. com
经　　销	全国新华书店
印　　刷	北京九州迅驰传媒文化有限公司
开　　本	710×1000 毫米　1/16
印　　张	12.875
字　　数	202 千字
版　　次	2019 年 9 月第一版
印　　次	2019 年 9 月第一次印刷
书　　号	ISBN 978—7—5196—0585—8
定　　价	49.00 元

序

文学国

　　中国人常用"生老病死"四个字形容人生四大重要关口。从经济学的角度来看人生的这四个关节点，每个关节点都有成本负担的问题。如果将"生"视为人出生到成长这一阶段，这个阶段的成本一般都父母负担，父母的养育之恩说的就是这个意思。"老""病""死"在中国传统社会，其成本一般由后代负担，所谓"养儿防老""养老送终"等，传统社会的这种代际传递的成本负担，一直延续到现代社会保障制度建立。"病"又常与"老"伴随，防老与防病常常指的是一回事。现代社会的社会保障制度，通过建立起个人与社会分担的社会成本负担机制，一是保证了社会成员间的大致公平，有儿无儿都能够安然防范病痛，度过晚年；二是减轻了后代的养老负担，将家庭养老防病的负担分摊给了社会。"老有所养""病有所医"，需要国家建立健全社会保障制度，让社会底层群众与低收入者能够安度晚年，不因病返贫，对于像中国这样人口基数巨大，国民整体还没有真正富裕起来就已经进入老年社会的国家来说，尤其重要。

　　自从德国宰相俾斯麦于 1883 年颁布了《劳工疾病保险法》，开创了工人医疗保障制度之先河，该法规定政府强制某些行业低工资的工人必须加入医疗保险基金会，基金会强制性征收工人和雇主应当缴纳的基金。工人医疗保障制度诞生之时就是政府推行的强制性社保制度。20 世纪 30 年代世界经济危机之后，西方资本主义国家纷纷建立了医疗保险制度。我们可以说，资本主义国家建立工人的医疗保险制度主要目的是为了缓和劳资矛盾，维护资产阶级政权的稳定，但客观上保障了无产阶级的基本权利与合法利益，同时，也促进了资本主义经济的发展与繁荣。

　　新中国成立之后，我国长期实行社会主义福利制度，城市职工与居民享受政府提供的医疗保险，基本由政府无偿供给。农民当时还没有纳入医疗保险范围。城市居民依据不同的保障对象，分为两个独立的医疗保险体系：一是国家机关、事业单位、人民团体实行"公费医疗制度"；另一个是国有企业职工实行"劳保医疗制度"。随着中国经济体制改革的深化，传统的计划经济模式逐步被市场经济模式替代，建立在计划经济体制基础之上的城市医疗保险体系已经不能适应市场经济体制建立之后的社会需求了。1994年我国开始对传统的医疗保险体系进行根本性的改革。经过了几年的地方改革试点后，于1998年底，我国建立起了以全民保健为基础，以公费和劳保医疗为主体，以合作医疗和其他形式的医疗保障为补充的多层次的社会医疗保障体系，开启了中国医疗保障制度的新篇章。根据国家医疗保障局公布的统计数字，截至2018年末，基本医疗保险参保人数为134452万人，参保覆盖面稳定在95%以上。其中新型农村合作医疗参保人数13038万人。2018年全年基本医疗保险基金总收入21090.11亿元，总支出17607.65亿元。截至2018年末，基本医疗保险累计结存23233.74亿元，其中职工基本医疗保险个人账户积累7144.42亿元。经过20多年的时间，中国建立起了覆盖国民人数95%以上的医疗保险制度体系，医疗保险基金还有数量可观的积累！这无疑是人类历史发展中的一个奇迹！2018年党和国家实施新一轮机构改革，成立了国家医疗保障局，其职能为：完善统一的城乡居民基本医疗保险制度和大病保险制度，建立健全覆盖全民城乡统筹的多层次医疗保障体系，不断提高医疗保障水平，确保医保资金合理使用、安全可控，推进医疗、医保、医药"三医联动"改革，更好保障人民群众就医需求、减轻医药费用负担。可以预见，随着我国医疗保险基金的机构统一和职能统一后，医疗保险基金的统筹能力将会进一步提升，监管水平将会进一步增强，不断提高医疗资源使用效率和全民的医疗保障水平。

我国是后发国家，在建立国家医疗保险制度过程中，需要学习与借鉴发达国家的经验。但医疗保险领域，因国情与一国的经济发展水平与阶段不同，全世界呈现不同的医疗保险模式，在处理政府与市场的关系方面，医疗保险领域也呈现了不同的解决方案。喻华锋博士曾在商业保险公司工作8年的时间，所从事的主要业务是通过商业保险公司与政府的合作共同建立医疗保险基金。他边工作边学习、边思考、边总结，在商业保险参与社会医疗保险的实践中发现了其中的一些基础理论问题，尤其是在医疗保险领域，政府与市场应该怎样发挥各自的作用，并在此基础上设计出既符合医疗保险运行的内在规律，又符合中国国情的具体实施方案。他在选择博士学位论文题目时，考虑到自己的研究兴趣与工作经验，决定选择如何在社会医疗保险领域引入市场机制的问题。应该说，这是一个富有挑战性的论文选题。好在作者在读博期间刻苦用功，利用几乎所有的业余时间听课与读书，将该问题的一些基本理论进行了梳理，对我国目前商业保险参与医疗保险的各种模式与地方经验进行概括与总结。作者在保险公司工作期间，亲身参与了"湛江模式""太仓模式""平谷模式"等改革试点方案，正是作者的这种亲历性经验，使得本文的写作基础建立在中国的国情与经验之上。立足中国大地做学问，总结中国道路与中国模式的科学性，正是当下中国学者的使命与责任。当然，作者出于自身的偏好及坚持的理念，认为"共保联办"模式是中国应该选择的在医疗保险领域引入市场机制的最佳方案，虽然难免给人有敝帚自珍之感，但也体现了作者的理论自信与经验自信！

医疗保险改革是当今一大世界难题，成为许多发达国家的重要政治议题。美国总统奥巴马在任期间费尽周折通过的医保法案，特朗普一上任就将其废弃。其他发达国家也陷入了医疗保险制度改革的困难之中。随着老龄化社会的到来，人们对医疗保障水平的需求不断提高，医疗保险基金入不敷出是一个全球性问题。同时，人人享有医疗保险，也是当代社会的一个基本人权要求。中国的医疗保险制度建设同样任重道远，存在的问题也不少，如还没有达到全民覆盖，保障水平还不高，资金筹集面临新的困难，人口老龄化带来的医疗保障需求不断增长，虽然政府近两来不断扩大医疗保险的范围与报销药品品种，但仍然满足不了人们日益增涨的医疗保障需求。这些问题都是任何一个发展中国家必然面临的问题，好在随着我国综合国力的日益增强，人民生活水平的日益提高，个人、政府、社会投入到医疗保险领域的资金也会日益增加，医疗保险基金定会日益增涨。当然，在发挥政府的主要作用的同时，在医疗保险领域引入市场机制，通过社会资本的进入解决日益增长的基金需求也是需要认真对待与考虑的迫切问题。好在有像喻华锋这样既有实践经验，又有理论学养的学者很早就关注此问题，并亲身参与了其中的改革实践，我们有理由相信中国医疗保障面临的一系列问题都会随着中国的发展壮大得到根本的解决。

笔者也希望读者们继续关注医疗保障领域的改革，并为此事关国计民生的事业贡献出自己的智慧与力量。

谨为序。

2019 年 6 月 11 日于上海

摘　要

　　医疗保障一直是世界范围内一个待解的难题，对当今的中国来说更是具有十分重大的意义。关于医疗保障制度的改革方向，也一直存在着不同的观点。总体来看，现在的主流观点认为，由于其自身的特性，医疗保障制度应实行政府与市场相结合的模式，充分发挥两种机制的作用，以兼顾医疗保障可及性、公平性和效率性的要求。从我国的现实情况来看，医疗保障制度的问题突出表现在效率方面。解决效率问题，也存在引入市场机制和增加对政府社保机构投入两种观点。但是，增加对政府社保机构的投入，并不能从根本上解决政府直接操作医保事务天然存在的低效率问题，反而会进一步加重政府财政负担，只有引入市场机制才是我国医保体系提高运行效率的可行之道。

　　我国在建立社会医疗保障体系后的近 20 年里，摸索出了四种医疗保障制度引入市场机制的模式，即委托管理模式、大病保险模式、全额承保模式和共保联办模式。与我国同样采取社会医疗保障模式的德国、瑞士、荷兰等国也进行了以提高市场参与为主要特征的医保改革，其中荷兰模式广受推崇。这五种模式都可作为我国未来医保引入市场机制改革的政策选项。鉴于荷兰模式所依赖的环境与我国存在很大不同，目前我国还暂不具备推行荷兰模式的现实条件。关于其他四种模式中哪种最适合我国的情况，本书将从四个维度进行比较。

　　一是基于情境决定论的比较。这是本书借鉴郑功成教授关于社会保障模式的相关理论，结合我国实际提出的一个理论框架，即从管制需求类因素和活力需求类因素两个方面来考量医保模式中政府作用和市场作用的主从关系和配比关系。从社会保障传统、医疗卫生服务市场、参保对象成熟程度、商业健康保险等几个方面分析，中国医保制度中政府和市场应该采取基本对等合作的模式。综合来看，共保联办模式最符合情境决定论对中国的分析。

　　二是基于实际成效的比较。从实际结果来看，委托管理模式、全额承保

1

模式、大病保险模式都存在这样那样的问题或者局限。只有共保联办模式能够克服其他三种模式存在的这些问题和局限，总体实现最优的效果。

三是基于交易成本理论的比较。依据科斯的交易成本理论，从信息搜寻成本、协商决策成本、契约成本、监督成本、执行成本、转换成本六个方面对四种模式进行综合比较，与其他三种模式相比，共保联办模式的总成本是最低的。而交易成本理论认为，交易成本最低的合作模式是最优的。

四是基于机制设计理论的比较。按照机制设计理论，最符合参与约束、信息效率和激励相容约束的合作机制是最优选择。本书从这三个方面分别对四种模式进行了比较分析，发现共保联办模式是最符合上述三个方面要求的。

因此，从四个维度进行比较，共保联办都是我国目前医疗保障制度引入市场机制的最优模式选项。当然，已有的实践并不完美，还需要从各方面深入完善，同时，需要采取各种配套措施，为全面推广共保联办模式创造条件。

从结构上来说，本书分为八章：第一章是绪论，简要介绍相关研究背景及基本情况，包括我国医疗保障制度引入市场机制相关研究综述。第二章介绍医疗保障制度引入市场机制的相关基础理论，并在郑功成理论基础上发展出医疗保障模式的情境决定论。第三章分析我国医疗保障制度改革所处的特殊环境。第四章对我国基本医疗保险运行中存在的问题进行分析，并指出解决这些问题应通过引入市场机制而不是加大对社保机构投入来解决。第五章介绍我国在医疗保障引入市场机制的探索实践中最典型的四种模式。第六章是对国际经验（主要是德国、瑞士、荷兰）的借鉴，同时基于对三国改革成功所依赖的社会环境的分析，指出我国暂时还不能实行这种改革。第七章分别从情景决定论、实际成效、交易成本、机制设计理论等四个方面对国内探索的四种典型模式进行比较，得出共保联办模式最优的结论。第八章是结论和展望。

关键词：医疗保障　市场机制　改革　共保联办

ABSTRACT

Health care/medical security has been a difficult problem to be solved all over the world. It is of great significance to China. There are different views on the reform of the medical security system. The prevailing view is that both the government and the market should be introduced to the medical security system and be given full-play to the role of the two mechanisms in order to take into account the accessibility, fairness and efficiency requirements of medical security. According to the current state of our country, the main problem of medical security system is the lack of efficiency. To resolve inefficiency, there are two aspects which are to introduce market mechanism and to increase investment in government social security institutions. The increase of government investment in social security institutions cannot radically resolve the problem of better operation in health insurance business, however, it will further increase the financial burden of the government. The introduction of market mechanism is the only way to improve operational efficiency of China's health insurance system.

During the 20 years of the establishment of social health insurance system, China has worked out four kinds of models of introducing market mechanism into health insurance system: delegated administration model, critical illness insurance model, full coverage model and co-grant model.Germany, Switzerland and the Netherlands, which are the three typical countries take the same social health insurance model as China does, have also been to improve market participation as the main feature of the health insurance reform. Dutch model is especially highly respected. These five models can be used as China's future options to introduce market mechanism into health insurance. In view of the difference of the real conditions between China and the Netherlands, China is still not ready to implement the Dutch model. Of the other four native models as which are the most suited to our country, this paper will compare them from four aspects.

The first is the comparison based on Situational Determinism Theory. This theory derives from Professor Zheng Gongcheng's thesis about the Social Security Model. The writer proposes a theoretical framework about medical security model combining Zheng's theory in the reality of China. That is, the role of government and market in certain medical security system, the relationship of government and market in other words, is determined by two kinds of factors: controlling-demand factors and vitality-demand factors. Considering social security tradition, medical and health service market, the degree of maturity of the insurees, commercial health insurance and so on, the relationship of government-market in China medical insurance system should be a equal cooperation model. On the whole, the model of co-grant is most consistent with Situational Determinism Theory.

The second is based on the comparison of actual results of above four models. From the actual results, there are a lot of problems or limitations in the delegated administration model, full coverage model, and critical illness insurance model. Only the co-grant model can overcome these problems and limitations existing in the other three kinds of models and get optimal effect.

The third is the comparison based on Transaction Cost Theory. According to Coase's theory of transaction cost, the four models are compared comprehensively from the six aspects of information search cost, negotiation decision cost, contract cost, supervision cost, execution cost and conversion cost. Compared with the other three modes, the total cost of the co-grant model is the lowest. The transaction cost theory holds that the cooperation model with the lowest transaction cost is the best.

The fourth is the comparison based on Mechanism Design Theory. According to the Mechanism Design Theory, the cooperation mechanism which is most consistent with the participation constraint, information efficiency and incentive compatibility constraint is the best choice. This article, from comparison in the three aspects among the four models, points out that the co-grant model is the most consistent with the above three requirements.

Therefore, from the four dimensions of comparison, co-grant model is currently the best option for China to introduce market mechanism to medical insurance system. Of course, the existing practice is not perfect, but also need to improve from all aspects. At the same time, we need to take a variety of supporting measures for the comprehensive promotion of co-grant model.

This article has eight chapters. Chapter One is the introduction which is a brief introduction to the relevant research background and the basic situation. The second chapter is literature review of the basic theory of introducing market mechanism to the medical insurance systemand develops the Situational Determinism Theory based on Zheng Gongcheng's theory. The third chapter analyzes the special environment of the medical insurance system reform in our country. The fourth chapter analyzes the problems existing in the operation of basic medical insurance in China and points out that these problems should be solved by introducing market mechanism rather than increasing investment in social security institutions. The fifth chapter introduces the four typical models of introducing market mechanism to medical security in China's practice. The sixth chapter is a review of the international experience (mainly Germany, Switzerland, the Netherlands). At the same time, based on the analysis of the social environment on which the reform of the three countries succeeds, it is pointed out that China cannot implement this kind of reform. In the seventh chapter, the four typical models of domestic exploration are compared from four aspects: situational determinism, actual effect, transaction cost and mechanism design theory, and the conclusion is drawn. Chapter Eight is the conclusion and the prospects.

Key words: medical insurance, market mechanism, reform, co-grant mode

目　录
CONTENTS

表目

图目

第一章　绪论

第一节　研究背景和意义

一、研究背景

（一）医疗保障已成为全球范围内越来越重要的议题

从世界各个国家来看，医疗保障都已经成为关注度越来越高、越来越重要的议题。这一议题的重要性从政治、经济、社会等各个方面都有着令人瞩目的体现。从政治角度来讲，自 2008 年金融危机以来，全球范围的经济低，迷社会保障对于全社会的重要性和引发的关注度迅速升高，社会保障（包括医疗保障）的可及性和福利水平往往成为西方选举中的重要议题。与此同时，日益高企的社会保障（尤其是医疗保障）成本也越来越成为广大企业乃至整个社会的沉重负担，使得整个经济的复苏变得更加困难，而这种状况又让失业压力越来越大。从这个角度来讲，医疗保障又成为经济领域的一个重要课题。医疗保障的运行效率又成为各国政府不得不面对的问题。从社会角度来讲，所谓"看病难""看病贵""因病致贫""因病返贫"等与医疗保障紧密相关的现象又必然会带来诸多社会问题。总之，无论在东方还是西方，在国内还是国际，医疗保障问题的重要影响已经越来越显著和突出了。

（二）医疗保障问题迄今仍然是世界范围内的待解难题

从 19 世纪俾斯麦在德国建立医疗保障制度以来，鉴于其对缓解社会矛盾、维护劳资关系的重要作用，世界上绝大部分国家都先后建立了医疗保障制度，并在医保发展过程中形成了不同的模式。然而，无论是哪一种模式、哪一个国家（或地区）都不敢宣称自己已经建立了一套完美的医疗保障制度。实际上，在全世界范围内，医疗保障仍然是一个待解的难题。其核心仍然是可及性、公平性和效率性问题难以得到很好解决或者难以兼顾。在欧洲一些福利国家，医疗保障制度在可及性和保障水平方面都取得了令人羡慕的成就，然而，医疗保障运行的高成本带来的过度财政负担和社会成本高企问题，却往往成为相关国家制约经济发展、影响经济活力的重要因素，这一问题已经表现得越来越突出。而在奉行自由主义传统的美国等国家，由于奉行不干预和市场主义的政策取向，则在可及性（即覆盖率）问题上广受诟病（美国约有六分之一的人口没有任何形式的医疗保障），医保运行成本也居高不下（2011年美国的医疗总费用占GDP的比例达到17.6%）①。我国自1949年以来，在经历了40多年的公费医疗保障模式后，从1994年开始陆续建立城镇职工基本医疗保险、新型农村合作医疗、城镇居民基本医疗保险等医疗保障制度，在各个方面都取得了很大的进展和成效，但在运行效率、公平性等方面仍有很多问题需要解决。

（三）医保改革已成世界潮流但改革方向众说纷纭

由于迄今为止各国的医疗保障模式都存在各种各样的问题，也使得世界各国都在持续不断地对各自的医保制度进行改革。自20世纪90年代以来，欧洲各国（尽管他们的医保模式各不相同、各有特点）陆续进行了新的一轮医保改革，如英国、德国、瑞士、荷兰等。奥巴马上台以后，虽然历经曲折，也不遗余力地推动了以医保改革为核心的医疗卫生制度改革。在亚洲，中国台湾地区于21世纪初推动建立"全民健保制度"，对原有医保体系进行了颠覆式改革②；日本也开始对其医保制度进行局部改革③。我国在历经40多年计划经济体制所决定的公费医疗制度以后，也于1994年开始建立社会医疗保险制度，并不断对这一制度进行调整和完善。总体来看，无论是在欧美还是亚洲，国际还是国内，关于医保改革都存在较大的争论，在理论层面和实践层面迄今为止并没有形成一个明确的共识和清晰的改革方向。各方都从不同的角度提出了不同的观点和改革方向，众说纷纭，莫衷一是，各国亟需辨明方向，达成共识，为各自的医保改革提供理论上的指引。

---

① 邓峰，吕菊民，高建民，安海燕.我国与发达国家医疗资源和卫生费用比较分析［J］.中国卫生经济，2014（2）：91-93.
② 黎宗剑，王治超，朱铭来.台湾地区全民健康保险制度研究与借鉴［M］.北京：中国金融出版社，2007.
③ 侯立平.日本医疗保险制度：绩效、问题与改革［J］.上海保险，2011（1）：57-59.

（四）我国新一轮医改即将启动

2016 年 8 月，我国召开"全国卫生与健康大会"。会议提出，要坚持正确的卫生与健康工作方针，以基层为重点，以改革创新为动力，预防为主，中西医并重，将健康融入所有政策，人民共建共享①。这次会议的召开，标志着我国启动了最新一轮的医改。实际上，这一轮医改是在上一轮医改事实上已经失败的基础上提出的，要求以更大的力度、更新的思路、更高的要求来出台各项改革措施，推进各项改革工作。从我国目前的情况来看，在以医疗、医药、医保三项制度改革为核心的医疗卫生体制改革中，医保发挥着最核心动力的作用。从上一轮医保改革的结果来看，人民群众医疗费用负担较重、医保可持续性面临重大挑战、医保社会成本（尤其是企业成本）不堪重负等问题仍然十分突出。同时，这次大会又提出了从"能看病"到"看好病""少生病"的更高要求。这些都对医保改革提出了新的要求，也亟需提出符合我国国情的医保改革制度目标（包括宏观改革方向和具体运行模式）。

二、研究意义

（一）有利于进一步明晰医保制度改革的根本方向

从 1994 年我国建立城镇职工医疗保障制度以来，关于医保制度建设和改革方向的争议就一直持续不断。各种观点之间差异巨大，方向迥异。即便在政府相关部门之间，往往也存在尖锐的意见对立。这种局面，一方面造成改革思路不明晰或者摇摆，另一方面，认识的不一致也带来改革措施的贯彻落实不到位、不彻底。在这些争论当中，一个根本的问题就是医疗保障究竟属于什么性质，要不要引入市场机制，如有必要采取什么模式引入市场机制。这几个问题的回答，对于明确医保制度改革的根本方向，进一步推动我国医改制度在更加符合我国国情、更加科学合理的轨道上进行改革具有至关重要的意义。本书正是要从以上几个方面对我国医保制度进行研究。

---

① 新华社，全国卫生与健康大会 8 月 19 日至 20 日在京召开［N］.新华网，2016-8-20.

（二）有利于对近年来的一些探索进行阶段性总结

我国自 1994 年开始"两江试点"建立城镇职工基本医疗保险制度以来，一直本着"试点先行、逐步推进"的思路，在医疗保障制度的各个领域进行一些探索。在医疗保障制度引入市场机制方面，也从 20 世纪 90 年代末开始，在一些地方相继进行了尝试和探索，并陆续形成一些合作模式，如"湛江模式""江阴模式""新乡模式""太仓模式"等。对于这些模式的运行结果和成效，虽有一些学者进行了调查研究，但总体上缺乏系统性、阶段性的总结和评估，使得这些探索实践未能发挥对下一步医改的借鉴作用。本书将对这些探索实践进行系统梳理和总结，以期对我国下一步医改思路提供镜鉴。

（三）有利于对下一阶段改革提供可行的模式建议

由于理论上尚未形成完全一致的意见，实践上又未能进行系统、深入的总结评估，对医保引入市场机制的改革模式论证也还不够充分。虽然 2012 年国务院出台了《关于开展城乡居民大病保险工作的指导意见》，但大病保险模式仍然面临很多的质疑和争论。本书通过对现有几种探索实践模式从实证和理论多个角度进行分析比较，最终试图找出一种最符合中国国情的医保引入市场机制的可操作的模式。

第二节 基本概念和研究范围

为了更准确地对本书的研究范围和研究内容进行界定，本节将重点针对本书题目中的"医疗保障制度"这一概念进行明晰，并在此基础上明确本书的研究范围。

一、医疗保障制度

医疗保障制度是指一个国家或地区为解决本国国民治疗疾病、预防疾病问题所建立的围绕资金筹集和医疗及保健服务提供两方面为主要内容的一系列制度安排。

医疗保障制度在整个社会保障制度中历史最为悠久，最早可溯源到英国在 17 世纪初建立的针对贫困人群以医疗救助为主要内容的医疗保障制度；德国俾斯麦首相执政时期于 1883 年制定了《工人疾病保险法》，建立了社会医疗保险制度，这也标志着世界上第一个现代意义上医疗保障制度的建立；美国则于 20 世纪初建立了市场医疗保障制度，到 20 世纪 50—60 年代又实施了针对贫困人群的医疗救济制度（Medicade）和针对老年人群的医疗保障制度（Medicare）。总体来看，西方主要国家基本上都在 19 世纪末到第二次世界大战前建立医疗保障制度①。

医疗保障制度按照所提供的保障内容可以分为基本医疗保障制度和补充性医疗保障制度。所谓基本医疗保障制度，是指针对一个国家或者地区人口的大多数，满足人们基本的、公共的医疗保障需求的主体性制度安排。而补充性医疗保障制度，则是针对一个国家或地区中部分收入较高人群特殊的医疗保障需求或者一般收入人群超出基本医疗保障之外的需求的补充性制度安排。本书所称的医疗保障制度，是指基本医疗保障制度，即本书的研究内容限定为基本医疗保障制度（在我国就是指社会医疗保险或者基本医疗保险）。

目前，世界上主要存在三种医疗保障模式：

（一）福利型医疗保障模式：国家卫生服务模式

国家卫生服务保障模式是指一国国民可以从医疗机构免费或只需交很少费用就能获得从预防保健、疾病诊治到护理康复等一系列卫生保健服务，所需费用由政府以国家财政预算拨款设立专项基金的形式拨付给医疗机构，政府以税收或缴费的方式筹集资金的医疗保障制度模式。这种模式最典型的国家是英国②，其他还包括一些福利国家，如瑞典、加拿大、澳大利亚、新西兰、西班牙、南非等。

国家卫生服务保障模式具有以下几个特点：

（1）作为福利国家的重要体现，由政府向全体国民免费提供医疗卫生服务，并将此视为政府对全体国民的一项基本义务。

（2）从筹资模式上看，由政府通过税收等形式直接筹集，保障资金直

① 乌日图.医疗保障制度国际比较［M］.北京：化学工业出版社，2003：23—25.

② 李瑞桐.英国医疗保障制度框架研究［J］.经济研究导刊，2015（21）：67.

接来源于政府财政预算，无须国民为基本医疗服务支付费用或只需承担少量费用。

（3）在医疗服务提供方式上，由政府直接举办公立医疗机构向国民提供医疗服务，或者向私营医疗机构购买服务提供给国民。

（4）在医疗卫生资源配置方面，市场机制基本上不发挥作用，总体上由政府调配医疗卫生资源，很大程度上具有计划性的特征。

（5）在保障内容方面，一般包括医疗、预防保健和护理康复等较为全面的服务项目，具有较高的保障水平。

（二）保险型医疗保障模式

保险型医疗保障模式是指在对疾病发生概率进行合理预测和精算的基础上，通过向被保险人（或／和投保人）收取一定的医疗保险费形成医疗保险资金池（即医疗保险基金），被保险人发生疾病所需的医疗费用由医疗保险基金支付的医疗保障制度模式。保险型医疗保障模式体现了"人人为我，我为人人"的互助互济的保障思想，其实质是将特定被保险人有可能遭遇的疾病风险转移和分散到全体被保险人。保险型医疗保障模式分为市场医疗保险模式和社会医疗保险模式。其中，采用前者作为基本或者主要医疗保障制度的国家很少，主要是美国；采用社会医疗保险模式作为基本或者主要医疗保障制度的国家或地区较多，如德国、法国、日本、荷兰、瑞士、中国等。

保险型医疗保障模式的主要特点是：

（1）从资金筹集方式上来看，所需资金都由保障对象（包括其所在单位）负责缴纳并形成保险基金，作为提供医疗卫生服务的资金来源。

（2）从运行管理体制来看，有专门的机构负责医疗保险基金的筹集、医疗资金的支出、医疗卫生服务的提供等。

（3）从医疗服务提供模式来看，保障对象到医疗服务机构获取医疗卫生服务，由医疗保险机构负责支付费用，即采取第三方支付模式（包括事前支付和事后支付）。

（4）从保障内容来看，很大程度上资金筹集水平和支出状况会影响保障对象所获得的医疗服务的内容和所获得保障的水平和程度。

除去以上几个共同特征外，典型的社会医疗保险模式和市场医疗保险模式还存在以下几个方面的区别 ①②：

（1）从运行主体来看，社会医疗保险模式的运行服务主体是国家设立的专门机构或者社团性质的疾病基金会；市场医疗保险模式的运行服务主体则是商业保险公司或者民办非营利性医疗保险机构。

（2）从基金运行目标来看，社会医疗保险模式追求医疗保险基金收支平衡，以收定支，没有盈利要求，往往由政府对基金盈亏负兜底责任；市场医疗保险模式由于是商业性质，因此实行单独核算，自负盈亏，并追求一定程度的商业盈余。

（3）从参保方式来看，社会医疗保险一般是强制实施，原则上要求全员参保；市场医疗保险则强调自愿参保。

（4）从价值追求上来看，市场医疗保险严格遵守权利义务相一致的原则，被保险人按照不同的付费水平购买不同的医疗保障方案；社会医疗保险虽然也遵从权利义务相一致原则，但更注重公平，一般情况下对同一类人群实行相同的保障方案和保障内容。

（三）强制储蓄型医疗保障模式

强制储蓄型医疗保障模式是指国家立法强制要求雇主和雇员按照雇员收入的一定比例缴纳费用，以个人或家庭为单位建立医疗储蓄账户，用以支付个人或家庭成员发生疾病时所需要的医疗费用的医疗保障制度模式。新加坡最早创立了强制储蓄型医疗保障模式，并将其作为该国的主体或基本医疗保障制度。另外，泰国也实行强制储蓄型医疗保障模式。

强制储蓄型医疗保障模式主要有以下几个特征：

（1）通过国家法律强制要求每个有收入的国民从收入中拿出一定比例进行以医疗为目的的专项储蓄并建立专门账户。

（2）强调个人应对自己的医疗健康风险负责，个人和家庭成员的医疗费用应由他们自己出资建立个人储蓄医疗账户来支付。

（3）政府主要作为医疗保障制度的制定者和组织实施者，负责组织建立个人储蓄医疗保障制度和个人医疗储蓄基金的保值增值，但基本上不负责出

---

① 杨斌，杨植强. 美国医疗保障制度的嬗变及启示［J］. 中州学刊，2013（2）：77–82.

② 陈冉，石瑜. 管窥德国医药卫生体制［J］. 中国卫生人才，2013（6）：58–59.

资，只对医疗机构给予少量的适当补贴。

（4）患者可以根据自己的经济支付能力自主选择医疗保健服务项目，享受的医疗保健服务越好，自己支付的费用就越高，不具备公平性，但有利于抑制医疗服务过度利用。

（5）个人强制储蓄型医疗保障制度有一个明显的缺陷，就是难以在社会成员之间进行互助共济和分散风险，而只能在家庭成员之间进行相互调剂使用，对单个家庭来讲还是存在较大的因病致贫的风险。

二、本书的研究范围

所谓引入市场机制，主要是针对政府主导型的医疗保障制度来说的。对于美国等采取市场医疗保险模式的国家来说，本来就是以市场机制为基础的，不存在引入市场机制的问题。政府主导型的医疗保障制度包括国民卫生服务模式和社会医疗保险模式。

当然，采取社会医疗保险模式的国家并非都是完全由政府主导的。在强制社会成员参保方面，各个采取社会医疗保险模式的国家都是相同的，即都通过政府干预确保全体或者绝大部分国民参加医疗保险。与此同时，在管理和经办方面，则存在三种类型：第一种是由政府设立专门机构进行经办，所需费用均由财政支出，如日本的国民健康保险经办机构[1]；第二种是民办法定社团机构，一般由社团性质的医疗保险机构设立，所需管理费用则按规定比例从医疗保险保费中提取。最典型的是德国。目前德国共有7大类全国性社会医疗保险经办机构负责社会医疗保险的实施、管理和经办。基金会运行所需的经费按照一般不超过筹资总额5%的比例从医疗保险基金中提取[2]；第三种是行业和企业举办的社团协会。一些采取社会医疗保险模式的国家，允许规模较大的行业或者企业自己举办医疗保险，并自设医疗保险经办机构，办理自身的医疗保险事务。管理经费既可以由医疗保险基金支付，也可以由企业或行业成员承担。典型的如日本由大企业管理的雇员健康保险机构[3]。

我国属于前述第一种情况，即政府主导型的社会医疗保险模式，在通过

① 左延莉，王小万，马晓静.日本医疗保险体系的发展历程 [J].中国卫生资源，2009（12）：245-247.
② 庄波.德国法国医疗保险体系简介 [R].国际劳工组织内部报告，2011.
③ 柳清瑞，宋丽敏.基于制度稳定性的日本医疗保险制度改革分析 [J].日本研究，2006（4）：30-35.

立法强制国民参加基本医疗保险的同时，政府自己还设立了专门的医疗保险经办机构，承担医疗保险经办管理事务。

综合本节内容，本书的研究范围可以做如下界定：

（1）本书的研究对象是作为我国主体医疗保障制度的基本医疗保险，包括城镇职工基本医疗保险、城镇居民基本医疗保险、新型农村合作医疗三种基本医疗保险制度安排。

（2）本书所说引入市场机制，在国家法律规定全体国民应参加基本医疗保险的前提下，可以包括在从资金收缴、基金支出，到医疗管理、疾病预防等所有环节和领域借助市场力量，更好地实现基本医疗保险的目标和价值。

第三节　我国医疗保障引入市场机制研究综述

一、关于我国医疗保障制度总体方向的研究

实际上，在几轮医改过程中，关于我国医疗卫生体制（包括医疗保障制度）的总体方向和基本思路，即是由市场提供还是由政府提供，一直存在着不同的观点和争议。比较有代表性的有以下几种观点：

（一）以李玲、葛延风为代表的国民卫生服务思路

李玲教授强烈主张中国按照英国模式改造现有的医疗卫生体系。她以医疗服务（包括医疗保障）属于公共产品（但并未论证医疗保障为何属于公共产品）为基础，以追求公平正义为价值诉求，认为国家应该为公民提供全面覆盖的免费医疗，由政府直接举办公立医院，为群众提供免费医疗服务。李玲教授列举了英国医疗保障模式广覆盖、高保障、公平性强等种种好处，作为中国应该向英国学习的论据。同时，她还以中国计划经济时期实行的全民免费医疗为例，基于世界卫生组织对中国当时医疗卫生体系总体效果的高度评价，主张我国的医疗卫生（包括医疗保障）应该回到这一制度模式。同时，李玲认为，由于信息不对称、诱导需求等因素引起的市场失灵，市场本身难以有效配置资源，因此应由政府主导。[①]葛延风也持类似的观点女。[②]

---

① 李玲.健康强国：李玲话医改［M］.北京：北京大学出版社，2003：115—121.

② 葛延风.医疗卫生领域不应该市场化［J］.财经界，2006（6）：85—87.

这种观点的缺陷主要有以下几个：

（1）只看到了医疗卫生市场中"市场失灵"的一面，而忽略了政府提供医疗卫生服务（包括医疗保障）也会出现失灵的一面；

（2）只看到了英国医疗保障模式中广覆盖、高保障、公平的一面，而忽略了英国国民卫生服务模式下等待时间漫长、医疗资源浪费严重等弊端；

（3）只看到了我国改革开放前医疗卫生体系所取得的成就，但忽略了这一时期保障水平仍然偏低的事实和其存在本身对计划经济体制的高度依赖性。

（二）以杨燕绥、乌日图、张晓等为代表的政府主导下的社会医疗保险思路

随着1998年我国借鉴社会医疗保险模式国家建立了基本医疗保险制度以后，杨燕绥[①]、乌日图[②]、张晓等学者高度认可这种由政府主导并负责具体经办的医疗保障体制。他们总体上都反对商业保险机构等市场力量介入基本医疗保险。杨燕绥教授以医疗保障是公共产品为由，主张应由政府提供医疗保障，包括医疗保障的组织和经办。乌日图认为，医疗服务是公共消费品，由于市场失灵和"搭便车"等问题，必须由政府来提供；基本医疗保障法定并由政府提供是各国通例。一些在政府社会保障部门工作（过）的研究者如王东进[③]、熊先军[④]等，无不采取与他们相同的观点。对于商业保险参与基本医疗保险经办，他们总体上都以基本医疗保险的公益性会受到影响为由而坚决反对。同时，他们（如张晓[⑤]）认为商业保险公司不具备经办基本医疗保险的能力和经验。

很多学者（如余晖[⑥]、罗云[⑦]、陈东[⑧]、李珍[⑨]）也对我国现有医疗保障制度存在的问题进行了研究，并普遍认可医疗保障基金的可持续性是目前我国医

① 杨燕绥.社会保障：最大项公共品之一［J］.中国劳动保障，2006（4）：20—21.
② 乌日图.医疗保险制度改革的回顾和展望［J］.中国医疗保险，2014（6）：14—17.
③ 王东进.社保与商保混淆不得，错位不得［J］.中国医疗保险，2012（9）：5—9.
④ 熊先军.社保与商保经办的优势比较［J］.中国医疗保险，2013（10）：27—28.
⑤ 张晓.胡汉辉.在医疗保障体制建设中找准政府与市场的定位［J］.中国医疗保险，2010（2）：21—24.
⑥ 余晖.医疗改革的困境与出路［J］.健康界，2012.
⑦ 罗云.我国企业社会保险缴费负担承受能力研究［D］.武汉科技大学博士学位论文，2008.
⑧ 陈东.企业社会保险负担［J］.管理学家，2014（21）.
⑨ 李珍，王向红.减轻企业社会保险负担与提高企业竞争力［J］.经济评论，1999（5）：56—60.

疗保障制度面临的主要问题之一，认为我国企业医疗保险负担过重、医保基金使用效率不高是威胁我国医保基金可持续性的主要因素。但是，对于医保基金使用效率不高的根源，他们（如胡晓义[1]、王东进[2]、郑功成[3]、杨燕绥[4][5]等）认为主要是政府投入不足、医保经办能力受到限制和医保管理技术不够先进造成的。因而，他们给出的解决办法：一是加大政府投入，为社保经办机构配备更多人员，投入更多经办费用；二是进一步借鉴西方先进的管理式医疗、DRGs 等管理方法和技术。

持这类观点的研究者，其主张在以下几个方面值得进一步商榷：

（1）忽略了医疗保障与纯公共产品之间的差异，以此作为理论基础本身有待商榷；

（2）公益性本身是否必须是由政府举办的医保机构经办才能得到保证，商业保险机构参与经办是否一定就侵害医疗保障的公益性值得商榷；

（3）商业保险机构的经办能力和经验是需要通过实践来积累的，目前其经办能力不足恰恰是政策障碍导致其实践机会太少造成的；

（4）医保基金使用效率不高，最根本的原因是官办社保机构的固有体制缺陷造成的，政府投入不足只是一个次要原因，靠增加政府投入并不能从根本上解决问题。

（三）以郑秉文[6]、顾昕[7]、朱俊生[8]等为代表的引入市场机制思路

随着实践的不断深入和对国外医改情况的了解越来越多，我国更多的学者开始主张在医疗保障制度中引入市场机制，实行政府和市场的有机结合，达到提高医保经办效率的目的。郑秉文教授从信息不对称的角度，指出医疗卫生服务（包括医疗保障）应该实行混合提供的思路[9]。顾昕教授主要从研究

① 胡晓义.我国基本医疗保障制度的现状与发展趋势［J］.行政管理改革，2010（6）：23—28.
② 王东进.医保管理体制千万不能再折腾［J］.中国医疗保险，2013（5）：5—6.
③ 郑功成.应当理性选择我国的医疗保险管理体制［J］.中国医疗保险，2013（5）：8—9.
④ 杨燕绥，吴渊渊.社保经办机构：服务型政府的臂膀［J］.中国社会保障，2008（3）：28—29.
⑤ 杨燕绥.建设服务型政府，做强社保经办机构［J］.中国劳动保障报，2008.
⑥ 郑秉文，张兴文.一个具有生命力的制度创新——大病保险"太仓模式"分析［J］.行政管理改革，2013：21—29.
⑦ 顾昕.全球性医疗体制改革的大趋势［J］.中国社会科学，2005（6）：121-128.
⑧ 朱俊生.商业健康保险在医疗保障体系中的角色探讨［J］.保险研究，2010（5）：35—41.
⑨ 郑秉文.信息不对称与医疗保险［J］.经济社会体制比较，2002（6）：8—15.

全球主要国家医疗卫生改革趋势入手①，尤其是从实行国民卫生服务的典型国家——英国都出现了引入市场机制的趋势，主张中国的医疗保障也需要适度引入市场机制②。朱俊生、朱铭来③、蔡江南、仇雨临④、闫建军、安春燕、锁凌燕、王文素等也都持类似观点。其中朱俊生从卫生筹资机制理论、信息不对称理论和公共选择理论几个角度分析，得出商业健康保险和社会医疗保险应该相互补充、相互配合、共同发展的结论⑤；闫建军则从医疗保障可及性和效率性的双目标要求角度，主张政府介入保证可及性，市场参与保证效率性，得出医疗保障的两个固有目标要求政府和市场同时参与的结论⑥。安春燕从否定医疗保障属于纯公共产品的角度，提出医疗保障不应由政府包办，而应适度引入市场机制⑦。锁凌燕构建了医疗保险管理体制的偏好——合作模型，提出了影响医疗保险管理模式的6个影响因素，并得出中国医疗保障管理应实行政府和市场紧密合作的结论⑧。王文素、宁方景以医疗保障领域存在"市场失灵""政府失灵"双失灵为依据，主张政府和市场应该同时发挥作用⑨。一些来自商业保险机构的研究者（如杨星），从拓展业务领域的角度，也积极主张商业保险参与基本医疗保险⑩。非常难得的是，一些来自政府社会保障部门的研究者（如陈金甫），没有囿于自身部门利益的局限，从创新公共管理服务的角度，也主张社会医疗保险应当引入市场机制，形成多元化的大保障格局⑪。

可以看出，尽管出发点、分析角度、理论依据各不相同，但这些学者在主张医疗保障领域政府与市场任意一方都不能单独全面实现医保目标，必须

① 顾昕. 走向有管理的市场化：中国医疗体制改革的战略性选择 [J]. 经济社会体制比较，2005（11）：18—29.
② 顾昕. 全民免费医疗的市场化之路：英国经验对中国医改的启示 [J]. 东岳论丛，2011（10）：25—31.
③ 朱铭来. 论商业健康保险在新医疗保障体系中的地位 [J]. 保险研究，2009（1）：70—76.
④ 仇雨临，黄国武. 医疗保障转型中政府与市场的关系：以有管理的竞争理论为视角 [J]. 湖南师范大学社会科学学报，2015（4）：116—122.
⑤ 朱俊生. 商业健康保险在医疗保障体系中定位的理论阐释 [J]. 人口与经济，2011（1）.
⑥ 阎建军. 强制私营健康保险：双目标逻辑 [M]. 北京：社会科学文献出版社，2013：43—57.
⑦ 安春燕. 医疗保险的产品属性及其政府定位 [D]. 首都经贸大学，2013.
⑧ 锁凌燕. 转型期中国医疗保险体系中的政府与市场 [M]. 北京：北京大学出版社，2010：100—113.
⑨ 王文素. 基于政府与市场"双失灵"理论探讨中美医改前途 [J]. 河北经贸大学学报，2014：72—77.
⑩ 杨星. 商业健康保险参与社会医疗保障体系管理和服务的国际经验与思考 [J]. 中国保险，2009（11）：54—59.
⑪ 陈金甫. 构建多元利益诉求化解机制的大保障格局——点评社保与商保的关系 [J]. 中国医疗保险，2013（10）：33—34.

实行二者相互结合、相互衔接上却存在共识。总体来看，这种观点目前是我国医疗保障学界居于主流的认识。当然，很遗憾的是，尽管由于国务院相关文件的出台，政府社会保障部门不再公开反对商业保险介入社会医疗保险，但总体上社保部门并不认可社会医疗保障应当引入市场机制的观点，这也给实践推动带来了很大的困难。

（四）以张维迎为代表的全面市场化思路

张维迎教授基于其一贯的主张高度市场化的发展思路，主张医疗保障领域也应实行高度市场化。有鉴于此，张维迎建议我国在医疗卫生领域实施更为彻底、更为深入的市场化改革[①]。当然，这种观点忽略了市场尤其是医疗卫生市场自身存在的缺陷，将市场看成是万能的，从实践上也已为美国的现实所否定。在我国，持此观点的其他学者并不多见。

二、关于商业保险在我国医疗保障体系中角色定位的研究

主要有以下两种代表性的观点：

（一）商业保险只能提供补充医疗保险

以郑功成、张晓等为代表。他们认为，我国基本医疗保险基于其公益性，只能由政府提供。商业保险只能作为基本医疗保险的补充，满足基本医疗保险之外的健康保障需求。郑功成提出，商业保险主要应以满足一部分人、一部分病种、一部分药物、一部分费用、一部分服务为目标，提供补充性的医疗保险，而不应涉足基本医疗保险[②]。张晓认为，基本医疗保障是政府责任，商业保险没有能力也无法替代，应专注于特定人群和保障内容，提供基本医疗保险不能提供的多层次保障[③]。这是与他们主张政府垄断基本医疗保险经办管理的思路一脉相承的。这种观点已为中央政府的政策所否定，客观上也为学界大多数学者所不认同。

---

① 张维迎.市场与政府：中国改革的核心博弈［M］.陕西：西北大学出版社，2014（1）：74—75.
② 郑功成.全民医保下的商业健康保险发展之路［J］.中国医疗保险，2012（11）：9—13.
③ 张晓.政府、市场在医疗保障体制中的地位和作用［J］.收录于《构建与完善现代医疗保障体系》，东南大学出版社，2008：14—24.

（二）商业保险在基本医疗保险领域也可以发挥作用

这种观点现在为越来越多的学者所赞同。但是，在商业保险机构发挥作用的大小和功能定位上存在差异。主要有以下几种思路：

第一种思路是借鉴有管理的竞争理论。以顾昕[①]、仇雨临[②]、闫建军[③]等为代表，主张借鉴荷兰、瑞士等国实行有管理的竞争模式，国家除负责制定法律，强制国民参保外，其他均交由商业保险机构承担，政府仅负责建立中央调剂基金，对不同商业保险机构的利益进行调节、行为进行监管。这些学者主要是受荷兰等国按照有管理的竞争理论进行改革后取得的良好成效所鼓舞，但他们忽视了荷兰等国改革取得成功的路径依赖和条件依赖。实际上，中国和以上几个国家存在巨大差异，直接照搬他们的做法很难成功。

第二种思路是商业保险公司与政府平等竞争。以朱俊生[④]、安春燕等为代表，主张商业保险公司作为与政府社保机构一样的主体，同时赋予其经营基本医疗保险的资质并与政府社保机构进行平等竞争。安春燕直接提出，"政府仅需要扮演好市场的配角"，"作为一个与其他市场主体平等的竞争者介入"[⑤]。这种主张也较为理想化，其存在的最大问题在于，没有注意到以我国商业保险行业目前的发展程度，商业保险公司要承担与政府社保机构平等竞争主体的职能，在能力和经验上还存在巨大的差距；更为关键的是，即便商业保险公司具有较强的专业技术和能力，考虑到我国现行的医疗卫生体制，实际上商业保险公司是很难独立完成对医疗费用的控制的，离开了政府相关部门的支持和帮助，商业保险公司独立经营基本医疗保险，注定只能以巨额亏损收场。

第三种思路是按照政府购买服务的方式参与基本医疗保险。以朱铭来、刘海兰等为代表。朱铭来、奎潮主张社会医疗保险应采取政府采购、委托经营等方式将具体经办交给商业保险公司承办[⑥]。刘海兰、何胜红则主张采用

---

① 顾昕.走向有管理的竞争：医保经办服务全球性改革对中国的启示［J］.学习与探索，2010（1）：163—166.

② 仇雨临，黄国武.医疗保障转型中政府与市场的关系：以有管理的竞争理论为视角［J］.湖南师范大学社会科学学报，2015（4）：116—122.

③ 闫建军.中国医改方向与商业健康保险发展路径［M］.北京：中国金融出版社，2015.

④ 朱俊生.商业健康保险在医疗保障体系中的角色探讨［J］.保险研究，2010（5）：35—41.

⑤ 安春燕，贾志文，曾月红，崔洁.政府在医疗保障领域中的新定位［J］.时代经贸，2013（2）：185.

⑥ 朱铭来.论商业健康保险在新医疗保障体系中的地位［J］.保险研究，2009（1）：70—76.

PPP 模式来引入商业保险机构①。这一观点得到了部分社保部门的认可，实际上也是政府社保部门能够接受的商业保险公司参与基本医疗保险的上限。来自政府社保部门的一些学者（如熊先军）认为这种方式可以接受，但是同时他们又认为这种方式的效率不如政府社保部门自己经办高②。实际上，这种委托管理模式虽然解决了管、办分离的问题，但对这种模式本身的效率（尤其是如何确保实现引入市场机制的初衷）关注不够。

第四种思路是双方进行平等合作，各自侧重不同环节。以蔡江南等人为代表。他们主张，政府侧重医疗保障政策制定和筹资，商业保险公司侧重医疗保障具体经办管理服务，谓之社会市场合作模式③。这种观点最大的缺陷在于：在医疗保障政策和筹资方面，实际上商业保险业也可以凭借自己的优势协助政府提供相关帮助和服务；而在基本医疗保险经办管理上，在我国的具体环境下，商业保险公司必须依赖政府给予的支持和配合。

这几种思路目前处于百家争鸣的状态，都未能取得压倒性优势，也都存在一定的缺陷。

三、对我国医疗保障引入市场机制实践探索模式的研究

我国基本医疗保险制度建立近 20 年来，陆续有一些地方开始自发探索在医疗保障制度中引入市场机制，并形成了几种典型模式：委托管理模式、大病保险模式、全额承保模式、共保联办模式。对于这些探索实践模式的研究，总体上应该说是很不够的，既不系统，又不深入，而且往往带有很强的立场倾向。目前已经进行的研究大致可以分为以下几种情况：

（一）代表商业保险公司立场的研究

主要是保险行业的一些研究者，重点在论证这些探索实践模式取得的成效和意义，主要目的在于推动政策突破，为商业保险公司参与基本医疗保险

---

① 刘海兰，何胜红.论 PPP 模式在我国基本医疗保障体系建设中的运用［J］.北京劳动保障职业学院学报，2012（1）：15—19.
② 熊先军.社保与商保经办的优势比较［J］.中国医疗保险，2013（10）：27—28.
③ 蔡江南，胡苏云，黄丞，张录法.社会市场合作模式：中国医疗卫生体制改革的新思路［J］.世界经济文汇，2007（1）：1—9.

提供更多的政策支持，以便进一步拓展市场空间。如蒋正忠[①]、曾理斌[②]、杨江蓉等[③]，更多的则是一些宣传报道[④]。实际上，每种模式都伴随着大量的宣传报道[⑤]。这些文章也确实在推动我国相关政策的演进中发挥了一定作用。但是，这类研究文章最大的问题在于刻意淡化了这些模式中存在的问题和不足，分析评价的客观性和公正性略有瑕疵。

（二）一些医疗保障引入市场机制的反对者对几种模式的批判

主要来自政府社保部门及与之观点相近的学者，仍以杨燕绥[⑥⑦]、熊先军[⑧]等为代表。他们基于维护政府社保部门对基本医疗保险经办垄断地位的立场，对这些探索实践模式的评价多有偏颇，缺乏客观公正的分析评价，往往予以全盘否定，结论往往并不令人信服。

（三）少数学者不带立场倾向的客观公正研究

主要集中在对大病保险的研究上。这些学者能够完全站在学术立场，客观评价这些探索实践模式，既不否定其积极意义，又不忽略其存在的问题。代表性的有郑秉文、仇雨临等。如郑秉文教授既肯定太仓大病保险制度符合制度创新的世界潮流，是一个有益的探索，同时又指出了其在报销方式、筹资模式等方面存在的问题[⑨]。仇雨临、黄国武认为，目前来看，大病保险是由政府主办还是由商业保险公司主办，很难说谁更有优势，因此主张实现大病

① 蒋正忠，陈程.江阴市建立新型农村合作医疗制度的做法和效果［C］.构建与完善现代医疗保障体系，2008：199—203.

② 曾理斌.大病医疗保障"湛江模式"的成效、经验与启示［J］.西部论坛，2014（6）：50—60.

③ 杨江蓉，张玲.洛阳市"五险合一"模式中社保服务体系的创新［J］.粮食流通技术，2014（3）：45—47.

④ 王继辉."洛阳模式"是如何练就的［N］.洛阳日报，2010-1-26.

⑤ 祖兆林.大病保险"太仓模式"促建美丽中国［N］.中国保险报，2012-12-21.

⑥ 杨燕绥，李海明.公共服务外包的治理机制研究——医疗保险外包的中美案例比较［J］.中国行政管理，2013（9）：116—120.

⑦ 杨燕绥.大病保险的因与果［J］.中国医疗保险，2013（8）：45.

⑧ 熊先军.社保与商保经办的优势比较［J］.中国医疗保险，2013（10）：27—28.

⑨ 郑秉文，张兴文.一个具有生命力的制度创新——大病保险"太仓模式"分析［J］.行政管理改革，2013（6）：21—29.

保险经办主体多元化[1]。宋占军[2]在肯定大病保险成效的同时，也指出了运行过程中招投标程序等不规范的问题。梁曦[3]对洛阳模式也进行了客观的分析评价。更为难得的是，张杰[4]、李俊[5]还对其中的部分模式进行了初步比较，但这种比较总体还是不够系统和深入，更多是一种现象描述。

总体来看，目前对我国探索实践模式的研究还存在几个方面的问题：

（1）对各种模式的研究还不够深入、不够客观（其中对全额承保模式和共保联办模式还基本没有研究）；

（2）缺乏对几种模式系统、深入和理论性的比较分析，从而找出一个最适合我国情况的模式来，为我国下一步改革提供方向性的指引。当然，这也为本书的研究留下了空间。

第四节　研究的主要问题和研究方法

一、研究的主要问题

（一）我国医疗保障制度存在的问题

本书将本着问题导向，对我国医疗保障制度现状进行深入分析，从可及性、公平性和效率性几个维度对现行医保制度运行情况进行客观评价，在此基础上找出我国医保体系目前面临的主要问题，以便为下一步明确医保制度改革方向和具体改革举措提供依据。

（二）我国医疗保障制度改革的方向

基于医疗保障制度基本理论分析，借鉴国内外关于医疗保障制度运行模式的研究成果和实践经验，结合我国医疗保障制度运行现状（尤其是存在的问

---

[1] 仇雨临，黄国武. 大病保险运行机制研究：基于国内外的经验 [J]. 中州学刊，2004（1）：61—66.

[2] 宋占军. 城乡居民大病保险运行评析 [J]. 保险研究，2014（10）：98—107.

[3] 梁曦. 浅论新农合商业保险运行机制的构建－对"洛阳模式"的研究 [J]. 财经界，2014（1）：96—102.

[4] 张杰. 商业保险公司参与社会医疗保险管理的模式分析 [J]. 西部金融，2013（11）：9—13.

[5] 李俊. 商业保险公司参与社会医疗保险管理的模式研究 [D]. 西南财经大学，2012.

题），在强化政府干预、强化市场导向、政府与市场相融合等几个选项中找出符合我国国情的医疗保障制度改革方向。

（三）我国医保引入市场机制的回顾总结

对十多年来我国医疗保障制度引入市场机制的探索实践进行系统总结，并对几种典型模式进行对比，从理论和实证两个方面分析每种模式的优劣势，从而为我国医保制度引入市场机制提供借鉴。

（四）我国医保引入市场机制的建议模式

在对比分析的基础上，选取一种较为有效的模式作为未来医保改革引入市场机制的主要方向，并结合实际从组织体制、运行机制、合作机制等各个方面提出系统的建议。

二、主要研究方法

（一）归纳分析法

本书通过对国内外关于医疗保障制度的相关文献进行归纳，得出总体上理论界逐步朝着支持医疗保障制度政府与市场相结合的方向进行改革的观点，为医疗保障制度引入市场机制改革提供理论支撑。另外，本书还通过对德国、瑞士、荷兰改革案例的共同点进行归纳后提出对我国的借鉴和启示。

（二）案例分析法

本书分别介绍了德国、荷兰、瑞士等国在医疗保障制度引入市场机制改革方面的做法和成效，为我国医保改革提供借鉴。同时，还分别介绍了新乡模式、洛阳模式、江阴模式、湛江模式、太仓模式、平谷模式、建德模式等我国的实践探索案例，为研究适合我国的具体改革模式提供了实证基础。

（三）比较研究法

本书主要进行了两组比较。一是对中国与荷兰、瑞士以及德国等医疗保障所处环境进行比较研究，得出中国现阶段不宜照搬强制私营健康保险模式的结论。二是对委托管理模式、全额承保模式、大病保险模式和共保联办模式从四个角度进行比较研究，分析各自优劣，最终选取最具优势的共保联办模式作为我国当前医疗保障引入市场机制改革的目标。

（四）演绎分析法

以情境决定理论、交易成本理论、机制设计理论（博弈论与信息经济学）为基础，对四种实践模式进行演绎推理，分析每种模式的运行效率。

（五）证伪研究法

一些学者认为我国医疗保障体系效率不高是因为社保机构投入不足、力量不够，主张通过加大对公办社保机构的投入、提升公办社保机构经办能力来解决医疗保障体系运行效率不高的问题[①]。本书将通过对那些经济发达、社保机构投入较高地区医疗卫生体系（包括医保制度）运行效率与其他地区的比较，证明二者之间并无显著差异，从而对这种观点进行证伪，并进一步论证引入市场机制才是提高我国医疗保障制度效率的根本途径。

第五节　本书创新点和不足之处

一、本书的创新点

（一）对阎建军的双目标理论进行了拓展

提出医疗保障的核心目标除了可及性和效率性外，还有公平性。论证从确保医疗保障公平性的角度，同样需要更好地实现政府与市场的结合。这就使阎建军的理论得以进一步丰富和拓展，成为三目标理论。

---

① 孟伟.论社会保险经办机构在建立城镇职工基本医疗保险制度中的作用［J］.中国卫生经济，2000（1）：25—27.

（二）提出了我国医疗保障模式的情境决定论

关于我国医疗保障制度引入市场机制改革中政府和市场的关系，我国学界目前有市场主导论、政府主导论、平等竞争论、平等合作论等几种观点。本书借鉴郑功成关于社会保障模式的三因素决定论，提出医保模式中政府与市场关系的五因素决定论，并对我国医疗保障制度所处的特殊环境进行深入分析，提出我国医疗保障制度改革在引入市场机制、充分发挥市场作用的同时，还不能过分削弱政府在医疗保障体系中的作用，二者同等重要，应相互融合，全程合作。这与前述几种观点（包括蔡江南的平等合作论）是有差异的，可称之为"对等融合论"，也可以称为"强政府—强市场"的目标模式。

（三）从新的角度对强制私营健康保险模式进行了研究分析

从目前来看，国内外研究者更多关注以荷兰为代表的强制私营健康保险模式取得的良好成效，但很少关注这一模式得以成功所依赖的条件。国内一些研究者在对该模式进行研究时，往往建议将该模式作为我国医疗保障制度改革的目标和蓝本[①]。本书对该模式所依赖条件的研究，和对中国与荷兰、瑞士、德国等国相关环境的比较，为修正这些观点提供了依据，最终得出现阶段中国还不宜将强制私营健康保险模式作为医疗保障制度改革目标的结论。

（四）对我国探索的几种模式进行了比较研究

在这方面的创新主要体现在以下几点：

1. 对四种模式进行了全面研究

目前论者一般只对委托管理模式和大病保险模式进行了研究，对全额承保模式和共保联办模式则鲜有了解和涉及。

2. 对每种模式存在的问题和不足进行了深入分析

目前绝大部分论者的研究一般只着眼于阐述委托管理模式和大病保险模式的正面意义和作用，对每种模式存在的问题和不足尚无系统研究。

---

① 阎建军. 中国医改方向与商业健康保险发展路径［D］. 北京：中国金融出版社，2015：97—102.

3. 对四种实践模式进行了比较研究

尤其是采用情境决定论、交易成本理论、机制设计理论（博弈论和信息经济学）对四种政府与市场合作模式进行了比较，这种比较研究目前尚无人开展。

4. 提出共保联办应作为现阶段我国医疗保障引入市场机制改革的目标

很多论者建议对委托管理模式和大病保险模式进行推广，国务院 2012 年《关于开展城乡居民大病保险工作的指导意见》则将大病保险模式正式确立为国家政策。本书在深入分析和客观对比后，认为大病保险模式仍然存在缺陷，只有共保联办模式才是最适合我国目前情况的医疗保障政府与市场合作机制。可以说，这方面的研究一定程度上填补了国内相关研究领域的空白，并提出了全新的独特的观点。这也是本书最大的创新之处。

（五）对共保联办模式提出了完善建议

在总结已有实践的基础上，结合我国国情，从框架上对共保联办制度提出了完善建议，从而不仅首次论证了共保联办制度是最适合中国国情的医疗保障制度引入市场机制改革的总体模式，而且系统地描述了这一模式的制度框架和具体思路。

二、本书的不足之处

本书最大的不足在于，我国实践探索的几种医疗保障引入市场机制的模式，由于种种原因，目前尚没有形成系统、准确的统计数据。即便有一些数据，也较为支离破碎（其中一些数据目前还不宜公开）。在对这几种模式进行比较时，难以进行数据比较，而只能从不同维度进行定性的分析和比较。这一不足，只能有待未来相关部门进行系统的数据统计之后，再进行弥补。

其次，本书中关于国外医疗保障制度改革的相关情况，鉴于国内相关研究资料已较丰富和详尽，所以更多参考了国内相关研究成果，对于国外一手资料的直接研究则相对不够。

第二章　医疗保障引入市场机制基础理论

第一节　社会保障研究中关于政府
与市场关系的基本理论

关于对社会保障（包括医疗保障）究竟应由政府还是市场提供，从社会保障（包括医疗保障）的基本理论来看，比较有代表性的有以下几种：

一、福利主义社会保障理论

这一理论是福利经济学的重要内容。福利经济学的产生以 1920 年庇古出版《福利经济学》一书作为标志。庇古主张，以一国居民所获得的总经济福利（或效用）最大化作为经济政策出发点，实行社会保障制度有利于实现社会福利最大化。20 世纪 30 年代以后，英美等国的一些经济学家又进一步对庇古的理论进行了修订和完善。

从基本价值取向来讲，福利主义社会保障理论重点关注以下几点：

（一）公平性

认为社会保障制度本身就是为了弥补市场分配机制的缺陷、为实现社会公平目标而提供的一种安全稳定机制，主张社会保障应作为公民的基本权利和义务，由国家主导并承担主要责任。

（二）普遍性

表现在两个方面：一是人人有份，不因性别、民族、年龄、宗教等原因而有人被排除在外；二是要具有可及性，即没有门槛，能很容易就得到。

（三）福利性

一是福利开支基本上要由政府和企业承担，个人不支付或很少支付社会保障费用；二是保障项目较为全面，保障内容往往涵盖了人一生所可能面临的医疗健康领域各方面的风险①。

1941 年，英国的贝弗里奇教授发表《社会保障及有关的服务》（即著名的贝弗里奇报告）一文，将福利主义社会保障理论直接推进到实践层面，开启了福利国家理论。在这个报告中，贝弗里奇提出：社会保障的实施范围应包括所有公民，而不仅限于社会贫困阶层；社会保障应由政府统一管理，作为一种国家和政府的责任，社会保障应由国家通过国民收入再分配组织实施等②。

福利国家理论尤其是贝弗里奇报告影响深远，不少国家根据这一理论建立了由政府全面直接组织实施的社会保障制度。最典型的如英国，二战以后不久，就于 1946—1948 年按照贝弗里奇报告提出的建议，出台了一系列社会保障法规，尤其是通过制定《国民卫生保健服务法》，实施了面向全体国民、政府直接举办、保障内容广泛的医疗保障制度并一直延续到布莱尔担任英国首相之前。英国建立的国家医疗保障模式即 NHS 制度，集中体现了福利经济学尤其是福利国家理论的政策主张。

二、新自由主义社会保障理论

自由主义经济学在西方源远流长，但在社会保障领域一直未能发挥作用。直到 20 世纪 70 年代，随着凯恩斯主义在理论上的困境和实践上的破产，尤其是里根和撒切尔在美国和英国上台，以鼓吹自由市场经济为核心观点的新自由主义再次大行其道，而且开始在社会保障领域产生直接影响。新自由主义的代表有弗里德曼和哈耶克。

弗里德曼是自由市场经济的坚定主张者和支持者，并坚决反对国家对经济和市场的干预。他认为，政府如果干预太多，就会造成市场主体和国民个体的积极性受到挫伤，带来效率的损失和降低。弗里德曼甚至认为，为了保证市场的自由和高效，没有必要将社会公平作为国家的政策目标，恰恰相

---

① 王雁菊，孙明媚．英国医疗保障制度的改革经验及对中国的启示［J］．医学与哲学，2007（8）：18—20.

② （英）威廉·贝弗里奇．贝弗里奇报告——社会保障和相关服务［M］．北京：中国劳动社会保障出版社，1995.

反，国家应当维持一定程度的"不公平"，以有效激发市场主体的活力①。哈耶克则主张，政府只能建立有限保障的制度，才能够保持市场的效率和保护个体的自由。他认为，过高的保障或者绝对的保障忽略了个人对自己可能面临的风险应当承担的责任，一方面很可能造成社会保障资源的浪费，另一方面又很容易带来个人对社会保障制度的依赖，影响个体活力的激发，也会带来个体能力的降低，并最终实际上使陷入这种依赖的个体丧失自由选择的能力②。

不管是现代货币主义学派，还是社会市场经济学派、公共选择学派，新自由主义的不同流派都认为国家主义的社会保障制度是对市场机制有效发挥作用的一种破坏和严重扭曲，主张个人应当按照市场交换规则，遵循权责一致原则，按照自身支付能力的不同享受不同层次、不同水平的福利保障。这必然会导致不同群体所享受的社会保障待遇产生越来越大的差距，但新自由主义认为，正是这种不平等，可以促进资本家的投资积极性和工人的劳动积极性，最终有利于全社会的经济发展。

一些经济学家至今仍激烈反对社会保障领域的政府干预（如维托·坦茨，亚龙·布鲁克等）③④。在医疗保障方面，奥巴马医改前美国的市场医疗保障模式就是深受新自由主义影响的典型⑤。我国学者张维迎教授也持这种观点⑥。

三、第三条道路理论

20 世纪 90 年代以来，英国社会学家吉登斯提出了第三条道路的社会保障思想，并对发达国家的社会保障实践产生了深刻影响。第三条道路理论的提出，主要是基于社会保障实践中传统的社会民主主义道路和新自由主义道路都陷入困境的现实。吉登斯认为，政府当然对公民负有一系列责任，包括

---

① （美）米尔顿·弗里德曼.资本主义与自由［M］.北京：商务印书馆，2006：75—78.

② （英）弗里德里希·冯·哈耶克.自由秩序原理［M］.北京：生活·读书·新知三联书店，1997：93—97.

③ （美）维托·坦茨.政府与市场：变革中的政府职能［M］.北京：商务印书馆，2015：51—58.

④ （美）亚龙·布鲁克，唐·沃特金斯.自由市场革命：终结大政府之路［M］.上海：上海译文出版社，2014：77—79.

⑤ 朱铭来.陈妍，王梦雯，美国医疗保障制度改革述评［J］.保险研究，2010（11）：36—48.

⑥ 张维迎.市场与政府：中国改革的核心博弈［M］.陕西：西北大学出版社，2014：74—75.

帮助弱者、对公民给予救济和保障的责任。但是,这种责任并不是无限制的,也不是无条件的,而是要求社会和个人也应同时承担一些义务,强调国家不能提供无条件的福利保障,以避免养成过高的依赖性。这一理论提出以社会投资型国家取代传统福利国家,代之以积极的福利政策,强调国家、个人(家庭)、公民社会和市场机制合理分担社会保障责任①。英国布莱尔政府根据这一理论对其传统的 NHS 模式进行了改革②。国内一些学者也借鉴第三条道路理论,对我国的医疗卫生体制改革(包括医疗保障体制改革)提出了一些政策建议。如杨团就提出,中国医改既不能走完全市场化的道路,更不能重新回到计划经济时代,而应当构建第三条道路③。

总体来看,绝对政府主导或绝对市场主导的社会保障(包括医疗保障)模式理论逐步为大多数学者所摈弃,政府与市场相结合的理论也逐渐成为共识。这种共识也体现在各国的政策选择上。典型的政府主导模式代表国家英国逐步引入市场机制(布莱尔医改),典型的市场主导模式代表国家美国逐步加强政府干预(奥巴马医改)④,偏向于政府主导的社会保险模式代表国家德国等也开展了强化市场因素的改革,这都反映了一种趋势,即在社会保障(医疗保障)模式上必须充分发挥政府与市场两个优势,实现二者的互融合作。

第二节 医疗保障研究中政府与市场各自定位的相关理论

具体到医疗保障中政府和市场关系问题,代表性理论有以下几种:

一、政府提供论

一些学者主张医疗保障应由政府来提供,其理论依据通常有两种:

---

① (英)安东尼·吉登斯.第三条道路:社会民主主义的复兴 [M].北京:北京大学出版社,2000.
② 孟志敏.“布莱尔政府”国民健康保障改革及其借鉴 [D].中央民族大学,2008.
③ 杨团.医疗卫生服务体系改革的第三条道路 [J].浙江学刊,2006(1):37—47.
④ 郭林,杨植强.奥巴马医疗保障制度改革综论 [J].江汉论坛,2013(3):125—129.

（一）公共产品理论

相当多的学者认为，医疗保障属于萨缪尔森所说的公共产品。

所谓公共产品（public goods），是相对于私人产品（private goods）来说的，其基本特征包括：

（1）非排他性，社会群体能够同时享受这一产品而他人无法阻止或者阻止成本非常高；

（2）非拥挤性即单一个体对公共产品的消费是同等的，可以被许多人消费，不会因为某个人的消费而使其他人的消费减少；

（3）不可分割性，公共产品总体上是无法进行分割的。由于公共产品具有的非排他性和个人存在的利己主义倾向，必然会出现"搭便车"的现象，即如果有人不需要支付费用（或少支付费用）就能够消费这类产品，他一般情况下就不会支付"无谓的价格"。"搭便车"现象使得资源成本无法充分回收，必然影响投资者的积极性，最终导致效率缺乏。也就是说，私人总体上是不愿意提供公共产品的，只能由政府来提供①。一些学者认为医疗保障属于公共产品，按照公共产品应由政府提供的理论，主张应由政府组织和管理医疗保障②。

我国学者李玲和杨燕绥都认为医疗保障属于公共产品，但对于医疗保障为何属公共产品则并未进行论证，只是以此为基础提出医疗保障应由政府提供的观点③④。

（二）"市场失灵"理论

这一理论以外部性和信息经济学为基础，指出医疗保险市场存在外部性和普遍的信息不对称，而这种信息不对称会严重扭曲市场机制发挥作用，带来"市场失灵"，从而要求政府在医疗市场和医疗保障中发挥作用。英国经济学家斯蒂芬·芒迪在他的《市场与市场失灵》一书中对卫生保健市场的市场失灵现象进行了深入的分析。

---

① （美）保罗·萨缪尔森，威廉·诺德豪斯.经济学［M］.北京：人民邮电出版社，1954：112—115.
② 陈心颖.我国医疗保障制度改革取向刍议——基于公共产品的视角［J］.中共福建省委党校学报，2008（11）：99—103.
③ 李玲.健康强国：李玲话医改［M］.北京：北京大学出版社，2003：161—163.
④ 杨燕绥.社会保障：最大项公共品之一［J］.中国劳动保障，2006（4）：20—21.

所谓"市场失灵"，是指由于市场机制自身存在的某些缺陷或者外部因素带来的某种限制，仅仅依靠市场机制自身难以实现资源配置的最优状态①。医疗卫生领域的市场失灵，是指由于医疗卫生服务的特殊属性，使得医疗资源仅通过市场无法达到优化配置。作为医疗卫生的三大领域之一，市场失灵在医疗保险市场最突出的表现是外部性以及信息不对称带来的逆向选择和道德风险。

1. 外部性

满足个体医疗保障需求的医疗保险服务或产品具有较强的外部性。医疗保障体系建立后，大部分公民免费或者通过付出相对较小的代价（保费）后，通过风险分散机制，就能在患病时获得远高于其所付出成本的医疗服务，重新获得健康并恢复为社会创造财富的能力。这一机制的获益者不仅是医疗保障个体自身，对社会也具有保持生产能力、维护社会稳定等正面效益，因而表现出很强的正外部性。正外部性是政府介入医疗保障事务的重要依据。

2. 信息不对称

信息不对称对医疗保险市场带来的扭曲主要表现为两个方面：

（1）逆向选择

在保险关系确立之前，对投保人健康状况最了解的是他自己，保险公司即便采取体检或者其他方式，也难以真正、完全了解投保人的健康风险。由于信息的不对称，越是那些健康状况不好的人，越倾向于投保医疗保险，而保险公司客观上难以进行识别，导致实际发生的赔付高于预期。保险公司为了维持盈亏平衡，只能进一步提高保费，而这又会让更多身体相对健康、风险相对较低的人丧失投保意愿，带来医疗保险市场上"病人"驱逐"健康人"的逆向选择效应，形成恶性循环②。

（2）道德风险

保险公司很难观察和控制投保人在投保后的行为。而投保人在投保后往往疏于采取疾病防范措施，并存在"过度消费"和"免费医疗"的心理倾向，尽可能地多治疗，或要求更高档的治疗，甚至"医患合谋"，患者对医

---

① 吴雅杰．中国转型期市场失灵与政府干预［M］．北京：知识产权出版社，2011：17—19．
② （英）斯蒂芬·芒迪．市场与市场失灵［M］．北京：机械工业出版社，2009：47—52．

疗服务机构提出不合理的要求，而医疗服务机构也不加以拒绝，甚至提供便利。道德风险的另外一种表现形式是，医疗机构和医生出于种种考虑，往往存在诱导消费的倾向，为患者提供一些不必要的、昂贵的医疗服务项目。由于信息不对称带来的道德风险必然会对医疗保险市场造成扭曲，而这种扭曲仅仅依靠市场自身又是难以克服的。

郑秉文教授认为，在私人医疗保险市场中，主要表现为逆向选择导致的市场失灵；而在公共医疗保险市场中，由于强制投保的存在，则主要表现为道德风险导致的市场失灵 ①。

基于医疗保险市场的市场失灵，"市场失灵"理论的支持者们认为，在私人医疗保险模式下，政府可能的干预方式包括充当制度设计者、保险服务的提供者和监管者等几种形式。但是，相当部分学者认为，政府医疗保险应集中于基本医疗保障，且重点应该是弱势群体，因为弱势群体是受逆向选择问题影响最严重的群体。在公共医疗保险体制下，政府则应侧重于消除道德风险引发的各种问题。

二、市场提供论

市场提供论的主要理论基础是作为公共选择理论核心内容的"政府失灵"理论，是由美国经济学家詹姆斯·布坎南等人创立的。所谓"政府失灵"，是指由于公共部门在运行机制方面存在的固有局限性，在提供公共物品时会不可避免地存在资源浪费和滥用现象，并带来资源利用效率降低和公共支出过大等问题，使得个人对公共物品的需求往往不能得到很好的、有效的满足 ②。

布坎南对"政府失灵"的几种表现形式及其根源进行了较为深入的剖析：

（一）公共决策失误

布坎南等人认为，由于政府政策目标即何谓公共利益本身很难确定（阿

---

① 郑秉文.信息不对称与医疗保险［J］.经济社会体制比较，2002（6）：8—15.

② （美）詹姆斯·M·布坎南，戈登·塔洛克.同意的计算：立宪民主的逻辑基础［M］.上海：上海人民出版社，2014：103—107.

罗不可能定理）、公共决策机制自身存在难以克服的缺陷、决策信息本身的不完全性等各种原因，政府要制定出科学合理的公共政策实际上是非常困难的。在西方选举制度下，由于"搭便车"心理，许多选民自己不去投票，寄希望别人投票以后自己坐享其成，最终往往造成当选者制定的政策实际上并不为大多数人所赞同。

（二）政府机构效率不高

政府失灵理论认为，由于缺乏竞争的压力，对于降低成本又缺乏足够的激励机制，再加上对政府机构的行为进行监督的信息不够完备，必然会造成政府机构工作的低效率。

（三）政府的寻租

政府的权力属性很容易造成"寻租"和腐败，带来社会效率损失。

（四）政府的扩张

政府部门往往存在人员增加和支出增长的冲动，这是个普遍现象。总之，政府作为公共物品提供者，往往并不能最好地满足大多数人的偏好，同时会带来社会效率的损失和社会成本的增加。医疗保障作为一种典型的公共政策或公共事务，如果完全由政府来组织或提供，前述政府失灵现象也将体现得较为明显和突出。这也是一些学者主张医疗保障应由市场提供的主要理论依据。

三、政府与市场结合论

（一）准公共产品理论

与初期一些学者认为医疗保障属于公共产品不同，也有一些学者认为医疗保障并不是纯公共产品（pure public goods），而属于准公共产品（quasi-public goods）。

所谓准公共产品，即具有一定私人产品性质的非典型性公共产品，分为自然垄断型公共产品（是指由于存在规模经济而难以由私人提供的产品，如燃气、供水等）和优效产品（是指具备较强正外部性因而宜于由政府提供的产品，如教育、卫生保健等）。其中优效产品与纯公共产品的主要区别在于拥挤性。对于优效产品来说，消费者的数量存在某个临界点，一旦超过这个临界点，全体消费者的效用就会受到影响甚至降低。这就是拥挤性。一些学者认为，医疗保障属于典型的优效产品，其消费过程具有私人产品性质，如果完全由政府提供，必然会带来人们的过度消费，造成过高的拥挤性，最终影响全体医疗保险消费者的利益。因此，医疗保障作为准公共产品，既不能完全由市场提供，又不能完全由政府来提供，而应该由政府和私人共同承担[①]。

乌日图提出了这种医疗保障准公共产品理论。另外，我国学者安春燕运用奥地利学派的"市场过程理论"，对公共产品理论提出质疑，从根本上否定了"医疗保障是公共产品"的观点，但也认为医疗保障并非私人产品，从而倾向于认同医疗保障是准公共产品的理论[②]。

（二）"双失灵"理论

我国学者顾昕[③]、王文素、朱俊生[④]等人认为，医疗保障作为医疗卫生服务市场的核心领域之一，具有消费行为的私人性质和功能效益的公共性质等双重特性，既不能否认政府干预的作用，又不能否认市场机制的作用。这导致其如纯粹由政府提供，则会出现"政府失灵"；如纯粹由市场提供，则又会出现"市场失灵"。因此，在医疗保障提供市场上，既存在"政府失灵"，又存在"市场失灵"；既不能因为"市场失灵"而否定市场的作用，又不能因为"政府失灵"而否定政府在医疗保障市场进行必要干预的作用。由于"双失灵"的同时存在，单纯由政府或市场提供医疗保障服务，都会存在难以克服的弊端，只能采取政府和市场相结合的方式来提供或组织医疗保障事务，取长补短，相互融合，有效克服各自"失灵"的部分，同时突出发扬其"有效"的部分[⑤]。郑秉文教授也对我国2009年以来医改片面强

---

① 乌日图.医疗保障制度国际比较［M］.北京：化学工业出版社，2003：15—17.

② 安春燕.医疗保险的产品属性及其政府定位［D］.首都经贸大学，2013：77.

③ 顾昕.全球性医疗体制改革的大趋势［J］.中国社会科学，2005（6）：121—128.

④ 朱俊生.商业健康保险在医疗保障体系中定位的理论阐释［J］.人口与经济，2011（1）：57—61.

⑤ 王文素，宁方景.基于政府与市场"双失灵"理论探讨中美医改前途［J］.河北经贸大学学报，2014（9）：78—83.

调"市场失灵"提出了批评，认为"混合体系是中国医改的出路"①。

（三）双目标理论

最新的理论创新是阎建军等提出的双目标理论，即医疗保障追求可及性和效率性的双重目标决定了它必须由政府和市场共同提供，政府介入保证医疗保障的可及性，市场机制则保证医疗保障的效率性②。

实际上，双目标理论可以进一步延伸为三目标理论。通常认为，医疗保障追求的目标，除了可及性和效率性以外，还有公平性。医疗保障的公平性要求，也决定了它必须由政府和市场共同提供。一方面，所有人都应该公平享有参加医疗保障的权利，这需要政府强制力予以保证。另一方面，医疗保险资金能不能得到有效利用，尤其是能不能有效防止和减少医疗滥用，也关系到公平性问题，即那些滥用医疗资源或有医疗保险欺诈行为的人，实际上是占用了那些诚实守信、不滥用医疗资源的人的医疗保险资源，带来这两类人之间的不公平。要有效提高医疗保险资金利用效率，就必须引入市场机制。因而，从医疗保障追求公平性的角度，同样可以得出必须由政府和市场共同提供或组织医疗保障服务的结论。

（四）复合型契约理论

我国学者王琬认为，按照科斯等人的契约理论，医疗保障法律关系中的几重契约（患者和医疗机构之间的契约、医保机构和参保人员的契约、医保机构和医疗机构之间的契约等）属于复合型契约，兼具新古典契约和关系型契约的双重特征③。所谓新古典契约，又称为完全契约，是指契约内容在事前可以用条款的形式明确描述，事后又可以依据条款明确如何执行，同时，当事人还能够准确预计到契约执行过程中有可能出现的种种突发事件，并对这些突发事件事前约定好处理办法和原则。若有纠纷，也能够通过当事人自己的协调得到解决，即便协调不成也可以通过一个外在的第三方予以强制裁决和执行。在新古典契约中，交易和契约被看作是一次性的，或者是连续可分

---

① 周东旭.专访社保专家郑秉文：为什么必须重提医改［N］.财新网，2016-08-23.

② 阎建军.强制私营健康保险：双目标逻辑［M］.北京：社会科学文献出版社，2013：43—57.

③ 王琬.社会医疗保险组织体制研究——基于分散型模式与集中型模式的比较［D］.中国人民大学，2011.

的，整个社会经济发展也可以被看作是一系列连续的独立契约的集合或者循环延续，尤其是与交易或契约相关的信息被看作是完全的和清晰的，当事人对契约的发起和结束也具有很强的主动性。关系型契约则是一种或长或短的持续性契约关系，包含着贯穿始终的权利和义务，其发起和结束本身具有不确定性，同时也难以预测和控制契约执行过程中可能出现的突发性事件，对于与契约执行相关的信息难以事前完全了解和掌握①。医疗保险关系中几重契约部分具有新古典契约的特征，部分则具有关系型契约的特征（尤其是与医疗行为相关的契约，由于医疗技术的专用性和医、患之间高度的信息不对称，具有很大的不确定性）。对于符合新古典型特征的契约内容，可通过政府干预来保证实现；对于符合关系型特征的契约内容，则需要采取市场机制来实现预期目的。因此，医疗保障契约作为复合型契约的性质，很大程度上决定了采取政府监控下的市场供给这一混合供给方式，对医疗保障来说是比较恰当的选择。

第三节　政府与市场相结合前提下
主从关系的基础理论

一、有管理的竞争理论（Managed Competition）

其实质是政府配角论，1977 年由斯坦福大学教授安霍恩根据微观经济学的基本原则结合美国实践提出。这一理论是市场失灵理论的延伸，强调为保证医疗保障融资和供给活动中体现公平与效率，既要坚持基本健康保险运行的私营化，又要对消费者购买私营基本健康保险的活动进行组织（包括采取强制手段）。荷兰、瑞士等国是这一理论的成功实践者②。

我国一些学者也结合中国国情，主张按有管理的竞争理论对中国医疗保

---

① （美）罗纳德·H.科斯.制度、契约与组织：从新制度经济学角度的透视［M］.北京：经济科学出版社，2003：87—93.

② 阎建军.强制私营健康保险：双目标逻辑［M］.北京：社会科学文献出版社，2013：4.

障制度进行改革①。如安春燕等认为，医疗保障应由市场发挥主要作用，政府只在必要时候和必要领域发挥配角作用②③。阎建军提出类似观点，主张借鉴荷兰、瑞士等国的强制私营健康保险模式，即政府制定法律强制全体国民参加健康保险，具体运行职能则全部由市场私营机构承担。其实质可归结为市场为主，政府只在特定领域和环节发挥作用。顾昕更提出中国三步走向有管理的竞争的观点：第一步，推动中国医保经办机构提升专业化水平；第二步，推动竞争，即允许参保人员在不同的医疗保险经办机构之间自由选择；第三步，推动法人化，即将原来的一些公立医保经办机构进一步转型为独立法人，并引入商业医疗保险公司进行竞争④。

二、政府委托论

其实质是政府主角论。如朱铭来认为，政府主导的基本医疗保障领域，主管部门不能既做"运动员"又做"裁判员"，而应该采取政府采购、委托经营等方式交给商业保险机构来管理。这种做法不仅可以减少政府部门的人力负担，让政府有更多精力去发挥宏观调控和市场监管功能，同时也有利于政务的公开透明。他还建议，地方政府可以考虑利用市场资源，委托商业保险公司为政府医保机构提供经办管理服务，建立"征、管、监"相分离的运行机制⑤。刘海兰、周云圣等人提出了将PPP模式在医疗保障中进行应用的观点。他们认为，在基本医疗保险体系中，政府与私营医疗保险机构合作的有效途径，可采取服务外包这种PPP模式的典型形式，政府负责基本医疗保险的筹资、资金运用、协调和监督，并承担基金盈亏风险，只是委托私营保险公司提供方案设计、基金管理、医疗费用赔付核查等服务项目，并支付一定的服务费用。在这种关系里，政府还是处于主导和决定性的地位⑥。

---

① 仇雨临，黄国武．医疗保障转型中政府与市场的关系：以有管理的竞争理论为视角［J］．湖南师范大学社会科学学报，2015：116—122.
② 安春燕．医疗保险的产品属性及其政府定位［D］．首都经贸大学，2013.
③ 安春燕，贾志文，曾月红，崔洁．政府在医疗保障领域中的新定位［J］．时代经贸，2013（2）：185.
④ 顾昕．走向有管理的市场化：中国医疗体制改革的战略性选择［J］．经济社会体制比较，2005（11）：18—29.
⑤ 朱铭来．论商业健康保险在新医疗保障体系中的地位［J］．保险研究，2009（1）：70—76.
⑥ 刘海兰，何胜红．论PPP模式在我国基本医疗保障体系建设中的运用［J］．北京劳动保障职业学院学报，2012（1）：15—19.

三、平等竞争论

这种观点认为，政府和市场不存在谁主谁从的问题，而是平等竞争的关系，相互之间作为彼此的替代品进行竞争，通过竞争提升彼此的效率。代表性的观点由我国的朱俊生教授提出 [1]。他认为，商业保险（市场）应该作为基本医疗保障（公办医保）的竞争者。他根据雅诺什·科尔奈和翁笙和（2003）关于福利部门改革的相关观点，认为与由政府主办的医疗保险经办机构单一提供医疗保障相比，引入多个私营医疗保险机构与公立医保机构进行平等竞争，既尊重了个人的自主选择权，又能带来竞争所导致的更大的创造、创新和对消费者需要的关注。同时，从成本或费用的角度来看，虽然多个保险组织用于管理服务的总费用或总成本进行简单、机械的加总肯定会比单一的垄断组织要大得多，但是，如果从动态的角度考察，正如雅诺什·科尔奈和翁笙和 2003 年指出的那样，"几十年来这两种制度（垄断和竞争）之间的竞争证明了长期来看前者要更为昂贵，因为它导致了惰性、技术保守和停滞"，由于竞争带来的高效，最终社会总成本往往还是大大降低的 [2]。当然，朱俊生也承认，如果允许私营医疗保险机构与公立医疗保险机构平等竞争，有可能导致私营保险机构通过设计有针对性的特定产品组合进行风险选择，将一些相对具有更高风险的消费者留给公立医疗保险机构，而从低风险、相对健康的消费者那里"撇奶油"并获取超额利润。因此，如果要让私营医疗保险机构与公立医疗保险机构平等竞争，政府就必须加强监管，采取必要的政策尽量减少私营医疗保险机构由于竞争所带来的逆向选择、风险选择和"撇奶油"的激励。

四、平等合作论

这种观点认为，政府和市场作为平等的主体，充分发挥各自优势，通过某种合作机制，共同组织和实施医疗保障。如蔡江南等人提出了社会市场合作模式的思路。他们认为，在医疗保障制度方面，世界上各个国家和地

---

[1] 朱俊生．商业健康保险在医疗保障体系中的角色探讨［J］．保险研究，2010（5）：35—41.

[2] （匈）雅诺什·科尔奈．转轨中的福利选择和一致性［M］．翁笙和译，北京：中信出版社，2003：37.

区既不存在一个纯粹的市场体制，也不存在一个纯粹的政府体制，而都是政府和市场在某种程度上的结合。以政府和集中计划为导向的体制，便于实现社会公平（保护弱势人群，促进社会和谐和公平正义，避免和消除因病返贫和因病致贫）和宏观效率（即最大限度满足民众对医疗卫生、身心健康和改善生命质量的需要，争取在健康指标上达到同等经济发展水平国家的最好水平）；而以竞争市场为导向的体制，则便于实现生产的微观效率（使医疗保障资金得到最充分有效的利用并促进医疗保障体制的长期可持续性、活力与竞争力）和增进消费者的满意度。因此，在构建医疗保障制度的过程中，不能将政府和市场看成相互替代和相互竞争的关系，而是相互合作、取长补短的关系，主张医疗保障筹资方面强调公平和公共原则，由政府主导；而在医疗保障供给方面则强调效率和竞争的原则，由市场主导。双方紧密结合，密切合作，共同实现医疗保障的多重目标①②。

第四节　本书对医疗保障中政府与市场关系的理论思考

实际上，以上各种理论之间之所以相互争论不休，每一种都难以取得压倒性优势，根本原因是因为世界上本来就没有普遍适用的社会（医疗）保障模式。不同国家、不同地域、不同民族由于其存在各种各样的差异，决定了不同的国家需要根据自己的情况选择不同的医疗保障制度模式。同样的模式可能在这个国家适用，到另外一个国家却可能出现很多问题。

关于一个国家究竟应该选择何种医疗保障模式，郑功成教授所著《东亚社会保障模式论》中的部分观点为我们思考这一问题提供了参考和借鉴。郑功成提出，构成或决定一个国家或地区社会保障制度模式的基本因素主要包括：建制理念与福利文化、需求满足与责任承担、制度结构与发展路径等。这些因素共同决定了一个国家或地区社会保障制度的具体模式。其核心观点

---

① 蔡江南，胡苏云，黄丞，张录法.社会市场合作模式：中国医疗卫生体制改革的新思路［J］.世界经济文汇，2007：1—9.

② 张晓，胡汉辉，高璇.在医疗保障体制建设中找准政府与市场的定位［J］.中国医疗保险，2010（2）：21—24.

就是存在几个决定性因素，对不同的国家采取何种社会保障制度模式发挥着决定性影响①。

根据目前世界各国在医疗保障方面的理论和实践，医疗保障制度不能单纯由政府或市场提供应已无疑义，而应由政府和市场相互融合、共同提供。但具体应该政府作用多一点还是市场作用多一点，借鉴郑功成在《东亚社会保障模式论》中所体现出来的思维逻辑及关于社会保障制度模式几个关键影响因素的观点，本书作者认为不能一概而论，主要取决于各国具体情况中的几个关键影响因素。这些主要影响因素包括：

一、医疗保障制度的基本目标

一般来讲，各国建立医疗保障制度的目的，无非是两种。要么是将公平正义作为最高价值追求，确保国民公平地享受医疗保障这一基本权利是制度模式最核心的要求（如传统福利国家英国、北欧等）。要么是将医疗保障制度总体上看作一种社会稳定器，用以减缓社会震荡、平缓劳资对立、建立和谐稳定的劳动关系，为经济发展创造良好条件和基础；或者将医疗保障制度看作是提高国民健康素质、改善社会劳动力再生产效率并进而为经济发展提供更加健康、更可持续、更快修复的劳动力的一种制度设计。概而言之，前一种情况更多体现为一种价值追求，以公平正义作为终极目标。后一种情况更多体现为一种发展工具，既是工具，自然就要将制度运行效率作为最重要的追求目标。对于以追求公平正义作为医疗保障制度基本追求目标的国家来说，由于医疗市场高度的信息不对称和高度的市场失灵问题，就必然要求程度更高的政府干预，来消除或者缓解不受干预的纯粹市场机制带来的医疗保障制度不公平问题。对于将医疗保障制度作为经济发展工具的国家来说，由于制度运行效率将成为主要关注目标，这就必然要求在更大程度上发挥市场作用，通过市场机制提高医疗保障制度自身运行效率和医疗保障制度对经济发展的支持效率。

① 郑功成. 东亚地区社会保障模式论［J］. 中国人民大学学报，2012（3）：1-9.

二、福利保障文化与传统

实际上存在两个方面的影响因素。

（一）政治文化与政治传统

在那些国民将国家视为父母、国家视国民为子民的国家，国民习惯于由政府来安排自己的一切（包括医疗保障），在这样的国家，自然其医疗保障制度模式也会不可避免地需要更多的政府干预。而在那些强调公民个体意识、具有较强的社会和公民自治传统的国家，则医疗保障制度设计过程中对政府干预的需求就不一定那么强烈。

（二）对医疗保障自身属性的认识

由于历史、文化等各方面的因素，一些国家的国民和社会普遍将医疗保障等社会福利看作是公民的基本权利和政府的基本义务（如英国、北欧等福利主义国家），或者是曾经有较长时间政府包办医疗保障事务的历史（如苏联、东欧等社会主义国家），这类国家医疗保障制度设计上必然需要更多考虑政府的作用。在另外一些国家，公民更多地认为医疗保障等属于个人的事情或者属于私权范畴，希望自身在医疗保障体系中保留更多的选择权、自主权和灵活性，因而并不愿意政府过多干预（如美国国内部分民众对奥巴马医改的强烈反对，就有着强大的传统文化和意识形态的因素）。

三、医疗市场的扭曲程度

相对于一般市场而言，医疗市场由于各方主体存在信息不对称，相互之间并不是像在其他市场一样完全平等（尤其是医疗机构和医务人员相对于患者所处的强势、主动地位），因此必然是一个扭曲的市场。但是，即便这样，由于各方面复杂因素的影响，在不同的国家，其医疗市场的扭曲程度也是不一样的。这种扭曲，主要与一国的医疗卫生体制（包括医疗服务体制和医药流通体制）密切相关。

具体来讲，以下几个方面的因素会在很大程度上影响一个国家医疗市场的扭曲程度：

（一）医疗服务主体形式

如果医疗服务主体主要是以分散的个体出现，即以医生个体行医形式出现，则医患双方的不平等性相对较低；如果医疗服务主体主要是以集合的形式，即患者从法律来说打交道的主体是医院（医生只是医院的雇员），则在强势的医院面前，患者的弱势地位就更加凸显。

（二）医药流通体制

如果医药流通过程中，能够有效切断药品收益与医疗服务主体之间的关系，则药品过度利用等扭曲现象发生的频率和强度就较低，反之则较高。

（三）医务人员利益分配机制

医务人员收入中与其自身诊疗服务直接相关的收入占比越小，就意味着他们通过诊疗服务行为之外的非正常途径获利的动机越强烈，对正常医疗市场行为的扭曲就越大。

（四）医疗服务主体的筹资体制

如果医疗服务主体的筹资渠道主要来源于政府财政支出，其收入和支出均有可靠保障，发生扭曲行为的可能性就相对较小。反之，如果医疗服务主体的收入来源主要基于自身提供医疗服务的内容和数量并由个人、单位或者医保基金支付，则发生医疗扭曲的可能性就非常高，扭曲程度也会较大。

（五）医疗行为监管水平

一国的医疗行为监管制度是否健全、监管力量是否充足、监管行为是否到位、监管体系是否有效，决定着该国医疗服务各方主体行为的规范程度，从而也决定着该国医疗市场的扭曲程度。

（六）患者的聚合程度

患者作为个体，与医疗机构和医务人员相比，由于其专业知识上的欠缺，明显处于弱势地位，根本无法与医疗机构和医务人员相抗衡。但是，如果众多单个患者以某种形式聚合起来，就可以在一定程度上与医疗机构、医务人员进行谈判和博弈，对抗医疗机构和医务人员的非合理医疗行为。患者的聚合程度越高，其谈判力量就越强，对医疗机构、医务人员的扭曲行为进行抑制和抗衡的力量就越大。

总体来讲，一国医疗卫生市场扭曲程度越高，对政府介入医疗保障进行纠偏的需求就越高，从而也要求政府在该国医疗保障体制中发挥更大的作用。

四、参保主体成熟程度

一国医疗保障体系中参保主体的某些整体特性，也在很大程度上影响政府和市场各自发挥作用的强弱。综合各方面情况来看，主要有以下几个因素存在较大影响：

（一）参保能力成熟度

评价一个国家医疗保障体系的运行效果，很重要的一个指标就是其可及性，具体可用参保率来体现。在医疗保障体系中，参保率具有十分重要的意义。主要体现在三个方面：

1. 公平正义

参保率意味着一国国民参加医疗保障体系的比例，也就是体现出该国国民受到医疗保障体系风险庇护的程度。过低的参保率（可及性）意味着相当多的国民没有得到医疗保障体系的平等保护，也有违国家建立医疗保障体系的初衷。因此，任何国家建立医疗保障体系，其制度模式都是应当能够保证大多数人为之所覆盖。美国奥巴马医改的一个重要原因，就是美国医保的覆盖率过低。

2. 人力资本

如果有更多的国民在罹患疾病或遭遇相关健康风险时能通过医疗保障体系得到救助或者扶持，尽快恢复或更好保持身体健康，这对于一国获取高质量的人力资本红利、提高国家在各方面的核心竞争力都具有十分重要的意义。

3. 风险承受

医疗保障体系按照保险大数法则来运行，即全体参保人员缴费，部分出险人员真正获益。如果参保率过低，则医疗保障基金的风险承受能力就会很低，一旦出现异常或流行性疾病就很容易出现收不抵支的情况，威胁医疗保障体系的可持续性。

参保率的高低，最关键的取决于一国国民的参保能力成熟度的高低。具体来说，又取决于以下几个决定性影响因素：

（1）风险意识

公民对于自身发生疾病或者其他健康风险的可能性是否或在多大程度上具有清醒的认识。只有对风险有清醒的认识，才有可能产生抵御风险的需求或者动力。

（2）参保意愿

公民在认识到风险可能性的情况下，还需要具有较强的意愿主动加入医疗保障体系，以寻求在遭遇疾病或者其他健康风险时获得来自医疗保障体系的补偿或保护，才可能实施参保行为。现实生活中，尤其是在需要自己支付一定的参保费用或承担一定的参保成本的情况下，一些公民出于侥幸心理，或者自恃身体状况较好，在缺乏强制时，往往参保意愿并不强烈。

（3）参保能力

主要是经济支付能力，公民虽然对风险有清醒认识，也愿意加入医疗保障体系以规避风险，但如果缺乏足够的支付能力，也难以形成有效的参保意愿并最终参保。

以上几个因素共同决定参保主体的参保能力成熟度。如果一国国民整体的参保能力成熟度较高，那么单从保证参保率和可及性的角度来讲，需要政府发挥作用、通过强制或者半强制手段让公民参保的必要性就不大。反之，则需要更多的政府介入。

（二）诚信水平成熟度

实际上，一个国家国民的整体诚信水平，在很大程度上决定着医疗保障体系运行管理的难度和与之相适应的运行管理模式，具体体现为参保主体的道德风险程度。从医疗保障体系运行的内在机制来看，诚信意识欠缺所带来的道德风险主要体现在 3 个方面：

1. 参保欺诈风险，即逆选择风险

一些公民在身体状态健康的时候，基于所投保费自己不能受益而选择不投保，却在身体患病后再选择投保（往往以欺骗手段向医疗保险机构隐瞒患病事实）。这就必然导致参保人群实际患病风险高于事前预测的患病概率，从根本上造成医疗保障基金不敷使用。

2. 不合理医疗消费风险

不合理医疗消费风险，包括医疗服务提供者诱导患者发生超出合理需要所发生的医疗消费，也包括基于患者意愿发生或医患合谋发生的超过合理需求的医疗消费。

3. 理赔欺诈风险

指一些公民虚构、变造虚假相关医疗资料和医疗花费资料骗取医疗保障基金对其予以赔付的行为。不合理医疗消费风险和理赔欺诈风险都会造成医疗保障基金的不正常支出，影响医疗保障基金的使用效率和可持续性。这些风险分散于广泛的个体中间，政府手段不可能有效应对和防范，或者会消耗很高的成本。只有充分发挥市场机制，才能有效地预防、发现或制止这类行为。因此，如果一国国民的总体诚信水平不高，可能就更需要引入和依赖市场机制来防范和应对医疗保障中的类似风险。

（三）生活方式成熟度

现代医学越来越趋向于认为，个体的生活方式对其身体健康状况发挥着非常重要的作用。如果参保主体能够保持科学的生活方式，其罹患疾病的风险就会较低，对医疗保障基金收支就会产生积极的、正向的影响。反之，如果参保主体生活方式不科学、不健康，其发生一些生活方式疾病（如高血压、糖尿病等）的概率就会很高，医疗保障基金就会产生较大的支出压力。但鉴于生活方式本身属于个性化的东西，由政府以行政手段进行统一要求或干预是很困难的，借助市场机制应该能获得更高的效率。所以，如果一国国民总体生活方式成熟度较低，就要求更好地发挥市场作用，对公民的生活方式进行个性化的教育和引导。

（四）法治成熟度

法治的成熟度决定着国家已制定的一些关于医疗保障方面的法律、法规、制度和政策被参保人员遵守的程度。法治成熟度越高，需要政府介入的程度就越低，市场要素也就具备更好的条件可以充分发挥作用。反之，如果民众的法治成熟度越低，就越需要政府投入更多的精力去规范和纠正民众的不守法行为，确保关于医疗保障的相关法律法规得到执行。

五、私营医疗保险市场发育程度

前述四个因素，分别从价值目标、文化传统和必要性角度考虑政府和市场在医疗保障体系中发挥作用的大小。此外，还需要考虑可能性问题。也就是说，如果需要市场发挥作用，该国的私营医疗保险市场发育是否成熟，是否有足够的能力承担前述几个因素所要求的市场主体应当发挥的作用。具体而言，私营医疗保险市场主体数量、风险控制能力、经营管理能力、客户覆盖率、服务网络分布广泛程度等都是衡量私营医疗保险市场发育程度的重要指标。

以上五个方面的因素需要综合考虑，才能决定一个国家或地区医疗保障体系中政府和市场发挥作用的相对强弱。上述五个方面的因素可以分为两类。一是活力需求类因素，即如果此类因素或特征越强（或越弱），则越需要或者越有利于市场机制在医疗保障体制中发挥作用，包括一国医疗保障制度价值追求偏向效率方面的程度（越高）、参保主体生活方式成熟程度（越低）、商业健康保险市场发育程度（越高）等；另一类是管制需求类因素，即如果此类因素或特征越强，则越需要强化政府在医疗保障体制中的作用（尤其是管制性作用），包括一国医疗保障制度价值追求偏向公平方面的程度（越高）、福利文化传统的深厚程度（越高）、医疗卫生市场的扭曲程度（越高）、参保主体参保能力成熟度和诚信水平成熟度及法治成熟度（越低）等。具体可建立如图 2-1 模型：

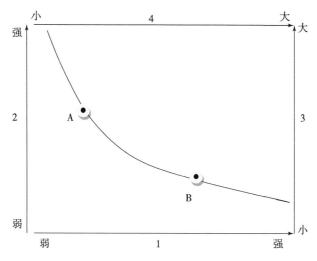

图2-1　医保体制政府－市场关系影响因素对应图

在图2-1中，轴1表示活力需求类因素的强弱程度；轴2表示管制需求类因素的强弱程度；轴3表示政府发挥作用的大小；轴4表示市场发挥作用的大小。曲线表示不同的活力需求类因素和管制需求类因素的组合。可以分为三段，分别表示三种类型：A点以上部分为政府主导型、AB之间为政府－市场并重型，B点以下部分为市场主导型。

也可以按照强弱程度不同的两类因素进行如下组合：

表2-1　政府－市场发挥作用组合表

－	强活力需求	弱活力需求
强管制需求	强政府－强市场	强政府－弱市场
弱管制需求	弱政府－强市场	弱政府－弱市场

注：其中，弱政府－弱市场往往并不是一种主动的政策选择，而是一些欠发达国家市场发育不成熟、政府管制力不足同时并存时所体现出来的一种自然状态。

当然，由于影响管制类需求和活力类需求的因素本身很多、很复杂，一国应当采取何种类型的医疗保障体制也需要进行具体分析和具体判断。总之，需要综合考量各方面因素选择适当的政府－市场关系组合。

第三章　我国医疗保障制度改革环境分析

第一节　宏观背景分析

一、医疗健康需求和医疗卫生费用都呈现出快速增长的态势

（一）创新驱动发展战略和供给侧结构性改革对国民健康的新要求

党的十八大明确提出，要坚持走中国特色自主创新道路、实施创新驱动发展战略[①]。十八届五中全会进一步提出，创新是引领发展的第一动力，必须把发展基点放在创新上，塑造更多依靠创新驱动、更多发挥先发优势的引领型发展[②]。2015 年底，中央又提出要推进供给侧结构性改革，其中就指出目前存在两个需要着力予以解决的结构性问题：

一是投入结构。廉价劳动力、土地、资源等一般性生产要素投入对我国经济发展的拉动作用占据主要地位，而人才、技术、知识、信息等高端要素投入则对我国经济发展的贡献度偏低，造成目前总体上中低端产业为主、资源能源消耗过多等问题。

二是动力结构。我国经济增长过度依赖需求侧"三驾马车"尤其是投资的拉动，而制度变革、结构优化和要素升级等供给侧的发展动力还需要大力挖掘，更多依靠改革、转型、创新来推动经济增长。可见，无论是创新驱动发展战略还是供给侧结构性改革，更高素质、更具创造性的人口和劳动力都是其中非常关键、非常核心的要素。只有不断提升我国人口和劳动力的各方面素质和能力，才能顺利推动供给侧结构性改革，实现创新驱动发展战略。其中，国民健康素质的不断提升又发挥着基础性作用。一个人如果没有健康的体魄，就很难谈得上教育、科技素质的提升。此外，只有绝大多数国民的健康素质得到提升，才能为国民整体科学文化素质的提升奠定基础，并最终为国家和民族创新能力的提升创造土壤。这对包括医疗保障在内的医疗卫生

---

① 胡锦涛 . 在中国共产党第十八次全国代表大会上的报告［R］. 2002–11–8.
② 新华社 . 中国共产党第十八届中央委员会第五次会议公报［R］. 2015–10–29.

体系提出了更高要求。

（二）老龄化的挑战也对国民健康和医疗卫生支出提出了新的要求

我国从 2000 年开始就已经进入老龄化社会。据统计，截至 2014 年底，我国 60 岁以上老年人口已经达到 2.1242 亿，占总人口的比例达到 15.5%（联合国规定的老龄化社会标准为 10%）；其中，65 岁以上人口为 1.3755 亿，占总人口的 10.1%（联合国规定的老龄化标准为 7%）[1]。更为让人担忧的是，我国的老龄化进程正处于加速发展之中。

老龄化对一个国家或地区国民健康和医疗保障带来的新挑战和新压力主要体现在两个方面：

1. 劳动年龄人口减少迫切要求质量更高、劳动年限更长的劳动力供给

如前所述，2014 年我国老年人口达到总人口的 15.5%，同时我国劳动年龄人口首次出现了负增长，成为一个所谓"刘易斯拐点"（也有人认为只是人口拐点，并未构成"刘易斯拐点"，宋圭武，2015）[2]。这意味着我国劳动力供给的绝对数量从 2013 年开始逐渐减少，劳动力价格也迅速开始上涨。但与此同时，经济增长要求国家提供作为经济增长基本要素、与之相应增长的劳动（力）。由于劳动年龄人口数量的增长，要保证经济增长所需要的劳动（力）的增长，就只能有两种途径：一种是延长劳动者的退休年龄，这必须有相应的国民健康素质作为保障，以确保延长退休年龄后的劳动者仍然具备劳动能力；另一种是劳动者整体生产率大幅度提高，这一目的的实现则有赖于劳动者综合素质（包括身体健康素质、科学文化素质等）的提升。无论哪种途径，都需要国民健康素质的有效提升。

2. 人口老龄化将导致对医疗保障资金支出的需求压力急速膨胀

国际资料表明，老年人是医疗卫生服务的主要消费群体，其人均医疗费用支出通常是在职人员的 3~5 倍。从我国来看，2000 年我国老年人口医疗费用占 GDP 的比重为 0.48%，2010 年就达到 1.11%，2020 年将达到 3.6%。如果这一趋势持续下去，到 2030 年我国老年人口医疗费用将占 GDP 的 8%~9%，

---

① 民政部 .2014 年社会服务发展统计公报［R］.2015-6.
② 宋圭武 . 新常态下经济增长的驱动力［J］. 红旗文稿，2015（4）：18—19.

将对我国社会医疗保障费用支出带来巨大的压力①。

（三）人民群众对身体健康和生命质量的更高关注

随着人民群众生活水平的不断提高，大众对生命质量的关注程度越来越高。群众一方面希望通过各种主动行为（如体育运动、生活方式调整等）提升自身健康水平，减少或避免疾病发生；另一方面，又期望在罹患疾病后，能够得到迅速、高效的治疗，且不会承受过大的经济压力甚至造成因病返贫、因病致贫等现象。这就对医疗保障制度尤其是医疗保障水平提出了新的更高要求。

（四）医疗卫生费用飞速增长

从 2010—2015 年，我国的卫生总费用支出大幅增长，从 19603 亿元增长到了 40588 亿元，年均增长率达到了 15.67%②。同一时期，我国 GDP 则从 401202 亿元增长到 676708 亿元，年均增长率为 11.02%③。可见，我国卫生总费用增长速度远远超过了 GDP 增长速度。具体情况如图 3-1：

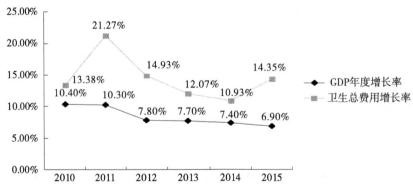

图 3-1　2010—2015 年我国 GDP 与人均医疗费用增长趋势图

与其他国家对比卫生总费用占 GDP 比例，我国依然处于相对靠后的水平。按照世界银行 2014 年的统计数据，我国的卫生总费用占 GDP 的比例仅为 5.5%，不仅远远低于美国、德国和日本等发达国家，甚至在金砖国家之

①　余晖. 医疗改革的困境与出路［J］. 健康界，2012-09-26.
②　国家卫生与计划生育委员会，2010—2015 年我国卫生和计划生育事业发展统计公报［R］. 2016.
③　国家统计局，2010—2015 年国民经济和社会发展统计公报［R］. 2016.

中也仅仅高于印度，落后于巴西和俄罗斯，距离世界平均水平 9.9% 也相去甚远。近年来我国卫生总费用占 GDP 的比例处在逐渐上升之中，根据世界银行的测算，如果中国仍维持现有的医疗服务体系，卫生总费用将由 2014年占 GDP 的 5.5% 增长至 2035 年占 GDP 的 9% 以上[1]。

我国卫生总费用快速增长的原因，除了前述经济发展带来医疗卫生需求增加、老龄化加大医疗负担等原因外，还包括医疗卫生技术的飞速进步和飞快迭代[2]。据综合测算，医疗技术进步带来的成本增加大概占医疗卫生总费用增长的 1/6~1/5[3]。

二、医疗保障基金筹资增长潜力越来越有限

（一）我国已经进入经济增长速度放缓的新常态

2014 年 12 月召开的中央经济工作会议指出："我国经济正在向形态更高级、分工更复杂、结构更合理的阶段演化，经济发展进入新常态，正从高速增长转向中高速增长。"[4]经历多年高速增长以后，从 2012 年开始，我国经济增速逐步回落，从当年的 7.8%，到 2013 年的 7.7%、2014 年的 7.4%、2015 年的 6.9%，直到 2016 年我国经济增长速度回落到 6.7%[5]。中央认为，在未来很长一段时间内，潜在经济增长速度都将保持在中高速这个增长区间。这反映了经济运行周期性循环变化的规律。也就是说，我国经济增速放缓是由中国经济增长的内在逻辑决定的，中国经济经历多年的高速增长后，必然会进入新的调整时期。实际上，随着我国劳动力供给快速下降、环境治理成本逐步上升和消费结构从实物产品逐渐向服务商品转变，中国经济的增长潜力必然趋向下降，GDP 增速相应地必然随之放缓。同时，由于长期以来实行高投入、高消耗、高污染的经济增长模式，我国资源环境的承载能力已经不堪重负，客观上也难以承受较高的增长速度。因此，增长速度的换挡已

---

① 世界银行 . 深化中国医药卫生体制改革，建设基于价值的优质服务提供体系［R］.

② 张羽，张晓芬 . 我国医疗费用不合理上升的原因探析——基于信息不对称视角［J］，科技与企业，2014（1）：15—18.

③ 余晖 . 医疗改革的困境与出路［J］. 健康界，2012-09-26.

④ 新华网 . 中央经济工作会议在北京举行［N］.2014-12-11.

⑤ 国家统计局 .2012-2016 年国民经济和社会发展统计公报［R］.2017.

势在必然。

关于新常态下中国经济的增长速度，有人认为是 8%~9%，也有人认为是 6%~7%，还有人认为是 4%~5% 甚至更低。不管多少，其实这些数字所指的仍然只是潜在增长率。也就是说，并不必然就能够实现。目前，我国经济还面临诸多困难和挑战：①人口红利已经逐渐消失，劳动力成本逐步走高；②全球化红利面临巨大挑战，尤其是随着特朗普的上台和英国公投脱欧，都预示着反全球化的回潮；③与老龄化相伴而生的高抚养比带来储蓄率下降的趋势，使得投资持续增长的难度越来越大；④行政审批制度改革等推进较为缓慢，最终效果尚难以预料等。因此，经济的实际增长速度，很有可能低于我们预期的潜在增长率[①]。

宏观经济发展是社会保险资金的源泉和基础。总体来看，我国经济增长的新常态，意味着社会保险缴费继续增长的潜力受到局限。

（二）我国企业法定社保及福利负担已经偏高

根据我国社会保险相关法律法规，我国实行企业与个人共同分担的社会保险缴费办法。总体来看，企业承担社会保险缴费的主要部分。我国企业需要承担的法定职工社会保险及福利缴费义务包括基本养老保险、基本医疗保险、失业保险、工伤保险、生育保险和住房公积金[②]。具体承担比例如下：

表 3-1　2016 年我国企业和个人需要负担的社会保险占比

项目	个人承担比例	企业承担比例
基本养老保险	8%	20%
基本医疗保险	2%	6%
失业保险	1%	2%
工伤保险	0	1%
生育保险	0	0.7%
住房公积金	12%	12%
合计	23%	41.7%

注：个人负担部分 = 个人缴费额 / 个人工资额；企业负担部分 = 企业缴费总额 / 企业工资总额。

---

① 马海龙.正确认识新常态下的中国经济增长速度［J］.经济师，2015（3）：88—89.

② 陈东.企业社会保险负担［J］.管理学家，2014（21）.

根据表 3-1，我国企业的法定社会保险及福利负担已达到工资总额的 41.7%[①]。与世界主要国家相比，我国企业在法定社会保险及福利负担方面处于相当高的水平。具体国际比较如表 3-2：

表 3-2　部分国家企业法定社会保险及福利缴费比例一览表

国家	养老	医疗生育	失业	工伤	住房公积金	合计
美国	6.2%	1.45%	0.8%	2.3%	0	10.75%
德国	9.3%	4%~8%	3.25%	1.44%	0	17.99%~21.99%
日本	8.25%	4.1%	0.75%	0.6%~14.9%	0	13.7%~28%
英国	3%~10.2%	3%~10.2%	3%~10.2%	3%~10.2%	0	12%~40.8%
瑞典	19.03%	6.23%	4.32%	1.38%		30.96%
智利	0	0	0	0.9%		0.9%
中国	20%	6.7%	2%	1%	12%	41.7%

数据来源：［美］科林·吉列恩.全球养老保障［M］.北京：中国劳动社会保障出版社，2003.

从表 3-2 可见，中国企业的法定社会保险及福利缴费比例在 7 个国家中是最高的，甚至超过了作为典型福利国家英国和瑞典，是美国的近 4 倍，德国的 2 倍左右，比日本高 13.7~28 个百分点，比瑞典还高出 10.74 个百分点。即便不考虑住房公积金支出，我国企业的法定社会保险负担也达到了工资总额的 29.7%，仅次于英国和瑞典。从全球范围来看，我国企业的法定社会保险及福利负担都是偏高的[②]。

过高的法定社会保险及福利负担将带来多方面的不利影响：

一是从单个企业这个微观层面来看，将抬高劳动力成本，侵蚀企业利润，降低企业资本积累，影响企业的可持续发展和市场竞争力；

二是从宏观经济的角度来看，过高的法定社会保险及福利负担将造成商品出口价格上升，对我国这个制造大国和主要依赖低成本优势的国家来说，将严重降低我国商品的出口竞争力，压缩我国的出口市场，进而产生资本替代效应，造成资本外流，国内投资减少，失业率上升；

---

① 罗云.我国社会保险缴费率水平分析［D］.北京：北京交通大学，2014：39.

② 罗云.我国社会保险缴费率水平分析［D］.北京：北京交通大学，2014：39.

三是从社会保障制度来说，过高的法定社会保险及福利负担，会造成企业欠缴或拒缴社会保险费，加剧社会保险的逆选择倾向，加大社会保险基金收不抵支的压力，威胁到社会保障制度的可持续发展①。从全国统计数据来看，医疗保险基金 2008 年到 2015 年每年欠费数额呈现出逐年增长的趋势。另外，一些企业尤其是私营企业则选择不参保。如根据全国总工会 2010 年所做的新生代农民工调查，目前新生代农民工参加养老、医疗、失业保险的比例分别仅为 21.3%、34.8%、8.5%②。如此高的欠缴率和拒缴率，反映出我国企业法定社会保险负担已为相当多的企业所难以承受。同时，也说明我国在增加社会保险收费方面已基本上没有空间可言。

（三）减轻企业负担已成为我国供给侧结构性改革的核心内容之一

供给侧结构性改革虽然与供给学派并不是一回事，并不是简单的减税，但是，以减轻企业负担为主要目的的"降成本"仍然是供给侧结构性改革的五大核心内容——"三去一降一补"（去产能、去杠杆、去库存、降成本、补短板）之一。马光远甚至认为，为企业减负是供给侧结构性改革的最大亮点和重中之重③。改革开放以来，中国经济快速增长所依赖的最重要的优势就是以低廉劳动力为核心的低成本优势，尤其是制造业为主的实体经济部门依靠低成本出口竞争优势，抓住全球化快速扩张的有利时机，收获了巨大的全球化红利。然而，由于近年来各种因素的复杂影响，我国的低成本优势正在发生着根本性的变化，尤其是劳动力成本呈现出快速上涨的态势，也在很大程度上影响了我国实体经济的竞争力。将"降成本"作为供给侧结构性改革的核心内容来强调，正是为了应对我国实体经济由于成本上升带来的竞争力下降这一重大挑战。

降低实体经济成本，总体上看可以从七个方面来着手，包括降低制度性交易成本、人工成本、企业税费负担、社会保险费、企业财务成本、电力价格、物流成本等。其中，人工成本和社会保险费成本是非常关键的两个方面④。2016 年，国务院发展研究中心公共管理与人力资源研究所发布了关

---

① 李珍，王向红.减轻企业社会保险负担与提高企业竞争力［J］.经济评论，1999（5）：56—60.
② 全国总工会新生代农民工问题课题组.2010 年企业新生代农民工状况调查及对策建议［R］.2011-2-20.
③ 马光远.供给侧改革就是要为企业减负［N］.中国财经网，2015-12-24.
④ 张杰.供给侧结构性改革之降成本七大举措［N］.证券日报，2016-4-16.

于"当前企业经营发展中遇到的最主要困难"的调查，结果显示，参与调查的企业家所选择的最主要困难中，比重最高的两项分别是"人工成本上升"（68.4%）和"社保、税费负担过重"（50.2%）①。

十八届三中、五中全会明确提出要适当降低社会保险费率。人力资源和社会保障部先后发文降低了工伤、生育、失业和养老保险费率及企业年金缴费上限，作为落实中央要求的具体举措。这反映出，降低企业社会保险费率，已经成为我国供给侧结构性改革明确的政策之一②。虽然目前降低社会保险费率尚未涉及医疗保险，但是，在供给侧结构性改革降低社会保险费率、减轻企业负担的大趋势下，任何增加医疗保险收费的希望都是不现实的。

综上所述，在当前情况下，一方面我国医疗保障资金缴费增长的潜力越来越有限，另一方面，我国医疗卫生费用增长和医疗保障基金支出的压力又越来越大，考虑到医疗保障福利水平的刚性特征，这种状况决定了我国必须在医疗保障基金的使用效率上下功夫、做文章，尽量减少医疗保障基金的不合理支出，降低医疗保障体系各方面运行成本，将医疗保障基金的效用发挥到最大。

第二节 参保对象分析

一、法治意识

目前，我国公民的法治意识总体还不强。造成这一问题的原因主要包括三个方面：

一是传统文化的影响。在我国几千年的历史中，人治一直是居于主要地位的文化传统，这一文化传统一直延续至今，造成人们文化心理等深层次的方面仍然对人治有很强的依赖心理，对法治缺乏崇敬之心和信任之感。

二是"文化大革命"十年的摧残，进一步加剧了人们藐视秩序、藐视法

---

① 国务院发展研究中心公共管理与人力资源研究所 . 当前企业发展面临的困难及政策建议［R］.2016-1-21.

② 孙华 . 社保费率连续下调助力供给侧结构性改革［N］.证券日报，2016-7-13.

律的心理，这种心理在很大程度上仍然影响着人们的行为。

三是我国仍处于法治建设的初期，立法、执法、司法等各个环节仍然不尽如人意，也影响了人们对于法律的信任和敬畏，在守法的自觉性上也必然受到影响。在医疗保障体系中，如果公民法律意识总体不强（尤其是守法意识和守法观念不强），根据相关法律法规确定的参保对象应履行的义务（如参保缴费义务等）也往往难以得到很好的自觉落实，需要借助政府强制力予以保证和贯彻。

二、保障意识

关于风险保障意识，鉴于商业保险是在没有外力强制下自愿选择的保险，因此，商业保险的参保率可以作为衡量一国国民风险保障意识可参考的指标。从宏观角度，可以用保险深度和保险密度两个指标来衡量。保险密度是用一个国家总保费收入除以该国总人口得出的人均保费收入，它反映该国保险普及程度和保险业发展水平。保险深度是指一国保费收入占国内生产总值（GDP）的比例，它反映该国保险业在整个国民经济中的地位。虽然保险密度和保险深度通常是用来衡量保险业发展情况及成熟程度的指标，但它们也从另一个侧面反映了一国国民整体的投保意愿即风险保障意识水平。前者可以反映单个国民的平均投保意愿即微观风险保障意识水平；后者反映国民整体在其总财富中愿意用于投保的比例即宏观风险保障意识水平。截至2015年底，我国保险密度为1766.49元/人（折合271.77美元/人），保险深度为3.59%。同期全球保险密度为662美元，其中，美国、日本、英国和法国等发达国家保险密度达到约4000美元/人，是我国的10多倍。在保险深度方面，全球保险深度为6.2%，其中美国、日本、英国和法国等发达经济国家的平均保险深度在10%左右，我国的差距也非常明显①。具体对比情况见图3-2、图3-3：

---

① 李忠献.2015年中国保险深度为3.59%[N].中国保险报，2016-03-03.

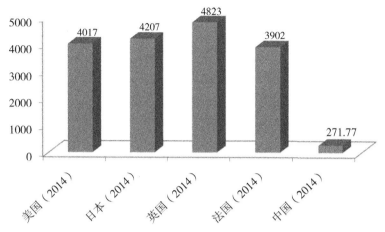

图 3-2　中国与发达国家保险密度情况对比

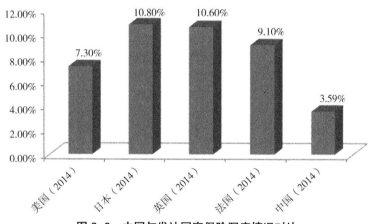

图 3-3　中国与发达国家保险深度情况对比

另外，据国内某商业银行对中国 1000 个家庭的在线调查结果显示，2016 年，中国至少 2/3 的家庭风险保障意识不强 ①。

造成我国国民风险保障意识较低的因素主要有以下几个方面：

（一）与我国的经济发展水平密切相关

一国的经济越发达，国民往往就越有意愿从自身收入中拿出一部分来用于风险保障。如从保险密度来看，就与人均 GDP 呈现出明显的正相关关系（见图 3-4）。

---

① 广发银行发布 2016 年中国家庭财富健康参考指数：58.12 ［N］. 证券时报，2016-05-30.

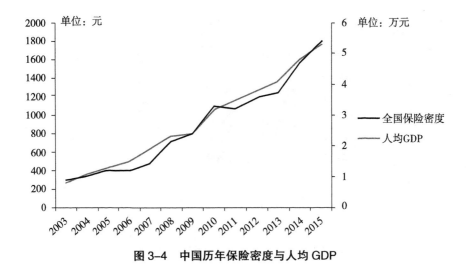

图 3-4　中国历年保险密度与人均 GDP

（二）传统计划经济的影响

自 1949 年以来，我国长期实行中央计划经济体制，居民的养老、医疗等都由国家或单位包揽，这种状况一直持续到 20 世纪 90 年代。这养成了居民应付风险主要依赖国家或者社会的习惯，风险意识较为薄弱。

（三）传统文化习惯

我国在几千年的历史长河中，人民在遭遇意外或者风险时，习惯于选择先从家庭或者家族寻求帮助或者保障，形成了家庭 / 家族互助互济的风险保障文化并一直延伸至今，目前仍然很大程度上影响着我国居民的思想和行为。这些因素决定了我国国民的风险保障意识虽然会随着经济发展逐渐有所提高，但这种提高总体上会是比较缓慢的，短期内也很难有大的飞跃性、突破性进展。

至于我国健康保险（医疗保险）的保险密度和保险深度，则要比总体保险密度和保险深度更低。如 2013 年，我国总保险密度为 1245.67 元，人身保险密度为 806.13 元，而健康保险密度则仅为 82.17 元；同年，我国总保险深度为 2.93%，人身保险密度为 1.87%，同期健康保险密度仅为 0.19%[①]。这也

---

① 朱俊生，安领娟，申静.掘金健康险：发展进入黄金期，近年来增长加快［N］.金融博览财富，2015-09-23.

说明，我国国民在健康医疗方面的风险保障意识更低，其参加健康医疗保险的自觉性和积极性自然不能过高估计。

三、信用水平

影响一国国民信用水平的因素主要有两个：

（一）诚信文化

这是道德和文化层面的影响因素，即一个国家在长期历史发展过程中形成的社会大众对诚信的重视程度、尊崇程度和对诚信行为的正面评价与激励、对非诚信行为的否定性评价与惩罚的取向与程度。在一个重视诚信、尊崇诚信、赞扬诚信行为、否定鄙视非诚信行为的社会，社会大众的信用水平普遍较高。

（二）契约精神

契约精神源于法治传统。一个国家如果具有深厚的法治传统，其国民对于法律（契约实际上也是法律的一种形式）高度尊崇，一旦形成契约（这种契约可能是有正式形式的，也可能是隐形契约），就会认真履行契约所确定的自身所承担的义务。通过长期的契约精神，就会不断强化和提高国民的信用水平。

我国历史上就没有法治传统，契约精神自然也较为匮乏。用以维系我国国民信用水平的主要因素就是诚信文化。在儒家传统里，"信"是上至君主天子、下到社会大众都必须严格遵守的五大核心行为准则（仁、义、礼、智、信）之一。自汉代儒家确立其思想统治地位以来，"信"就成为全体社会成员尊崇和追求的最重要的道德目标之一。但是，最近100年来，由于"五四"新文化运动和"文化大革命"对中国传统文化两次大规模、深入彻底的否定，传统道德观念对社会大众的约束和影响受到了很大冲击。尤其是改革开放以来，随着市场经济的不断深化，经济利益的诱惑再次对人们的传统道德观念带来深刻的冲击。利益至上成为很多人信奉的人生准则。在利益的诱惑和驱使下，诚信精神被很多人抛至脑后，社会信用水平的下降成为令人担忧的问题，违反诚信的行为十分普遍。由于相关法律体系和社会基础设施不完善，违反诚信行为的成本往往很低，得不到应有惩罚，导致失信行为愈演愈烈。

我国诚信缺失、信用水平低下的特征在医疗卫生（包括医疗保障）领域表现得尤为典型、尤为严重。以医疗保障方面的欺诈为例，在医保各个环节都存在着欺诈行为。在参保环节，一些企业通过伪造、变造劳动工资报表、工资台账、财务报表等形式，虚构本单位人员、工资基数等情况，以达到少缴保费的目的。在就医环节，则又存在多种形式的欺诈行为，主要包括：不具备资格的人虚假享受医疗保险待遇，即通过租借医疗保障卡等形式，让未参保人员冒名顶替虚假就医并享受医疗保障待遇；虚假就医行为，即通过虚构就医事实，骗取医疗保障资金，如假住院、假检查、假处方等；过度医疗行为，即医疗机构和医务人员出于获取不正当利益的目的，在合理医疗需求之外，诱导发生一些不合理的过度医疗消费，如大处方、重复检查等；虚假报销行为，即在非直接结算的情况下，采用伪造医疗资料和医疗费用单据等手段，骗取医保机构报销根本就没有发生的医疗费用等[①]。医疗保障领域的不诚信行为，给医疗保障基金带来了巨大损失。如《南方周末》报道，深圳某医院原烧伤科原主任，仅从两个烧伤病人身上，就多花了160多万元，这也意味着医保基金将损失160多万元[②]。《广州日报》则报道，佛山市某医院采取发动本院职工虚假看病的方式骗取医疗保障基金，总共499名职工，一年中"看病"竟达3000多次，每人每月"看病"达6次之多[③]。其实，由于医疗卫生领域的特殊性和医疗欺诈行为的隐蔽性，这些被发现的医保欺诈行为只是冰山一角，其严重程度和损失规模远高于此。

四、保健意识

保健意识是指居民积极关注自身健康，并自觉或主动采取健康生活方式以谋求维护自身健康的主观心态。一般来讲，健康的生活方式包括科学合理的运动、饮食和睡眠习惯。一国国民在这三个方面的表现也可以用来衡量该

---

① 张羽，张晓芬. 我国医疗费用不合理上升的原因探析——基于信息不对称视角［J］. 科技与企业，2014（1）：15—18.

② 孟登科. 两起工伤病例多收161万 天价医疗黑洞吞噬社保基金［N］. 南方周末，2016-12-09.

③ 肖颖. 广东顺德医院职工每月看病3000次 多住院多开药骗社保［N］. 广州日报，2009-07-02.

国国民的整体保健意识。为了了解我国国民的保健意识，2014 年，凤凰网曾联合招商信诺人寿保险公司开展过一次调查，并形成了《2014 年国民健康风险意识调查报告》。根据该报告，我国国民的保健意识总体来看不高，只有不到一半的国民能保持健康的生活方式（见图 3–5）①。

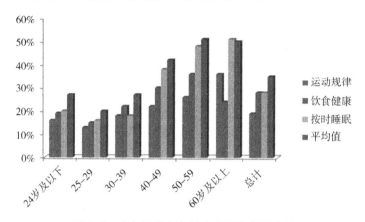

图 3–5　各年龄群拥有健康生活方式百分比

备注：图中显示的是各年龄段生活方式健康的人数占同类人群的百分比。我们将运动习惯、饮食习惯和睡眠习惯都健康的生活方式定义为健康的生活方式。

　　另一个可用以衡量国民保健意识的指标是慢性病发病率。慢性病（高血压、糖尿病等）主要是由不健康的生活方式造成的。据招商信诺人寿保险编纂的《中国人健康大数据》显示，在中国患有高血压的人群高达 1.6 亿至 1.7 亿人，患高血脂的人群有 1 亿多人，糖尿病患者有 9240 万人，超重或者肥胖症的人群在 7000 万至 2 亿人之间。血脂异常的患者有 1.6 亿人，脂肪肝患者大概有 1.2 亿人。这类疾病的发病率在国际上均处于较高水平。而另一组数据更触目惊心：平均每 30 秒就会有一个人罹患癌症或糖尿病，而平均每 30 秒，至少会有一个人因心脑血管疾病而死亡②。实际上，慢性病发病率近年来还在快速增长。慢性病往往还伴随着高并发症、高致残率、高死亡率，对人民群众健康生活和医疗基金支出都带来很大影响，也越来越成为医疗卫生和医疗保障体系运行过程中关注的重点。

　　我国目前采取了一些措施（主要是加强社区卫生服务机构在强化健康教

①　招商信诺人寿.2014 年国民健康风险意识调查报告［R］.2014.

②　招商信诺人寿.中国人健康大数据［R］.2015–3–30.

育、开展疾病预防等方面的工作力度），力图提高国民保健意识，改善居民生活方式。由于生活方式的极强个人属性，总体来看，政府采取的这些措施效果并不明显。与此同时，一些社会机构（包括专业健康管理机构、商业健康保险公司）在部分地区开展了市场化的健康管理尝试，通过针对个体采取针对性、个性化的健康干预，推动和帮助客户形成健康生活方式，在局部取得了比较好的效果①。实践证明，在提升居民保健意识、改善居民生活方式方面，市场似乎比政府更有办法、更有效果。

第三节　医疗服务市场分析

研究医疗保障体制改革，医疗服务市场环境是最重要、最直接的影响因素。改革开放以来，我国一直在积极探索对医疗卫生体制进行改革。医改历经曲折，至今仍在摸索之中，医疗卫生市场呈现出非常复杂的局面，也对医疗保障体系带来很大的影响和制约。目前，我国医疗服务市场呈现出以下几个方面的特征：

一、医疗资源分布严重不均衡

这是我国医疗服务市场存在的一个非常突出的问题。这种不平衡主要体现在三个方面：

（一）地区之间的不平衡

全国最顶尖、最优势的医疗资源集中分布在北京、上海、广州等少数几个大城市，一些边远地区则整体上医疗技术水平相对落后。以中国医学科学院医学信息研究所发布的"2016 年度中国医院科技影响力排行榜"为例（这个排行榜按照 26 个专科的科技影响力即技术水平进行排行，每个专科列出前 20 名的医院，总共 520 席次），各个地区在排行榜中出现的席次数量相差

---

① 黄喜顺，邱耀辉，吴义森.我国健康保险与健康管理结合模式的探讨［J］.医学理论与实践，2011（10）：1235—1236.

非常悬殊。具体情况如下：

表 3-3　全国各地区医疗机构技术水平对比

地区	前 3 名		前 10 名		前 20 名	
	席次数	占比	席次数	占比	席次数	占比
北京	36	46.2%	69	26.5%	112	21.5%
上海	19	24.4%	61	23.5%	99	19.0%
广东	5	6.4%	23	8.8%	49	9.4%
四川	4	5.1%	22	8.5%	27	5.2%
陕西	3	3.8%	9	3.4%	22	4.2%
浙江	3	3.8%	10	3.8%	23	4.4%
湖南	3	3.8%	11	4.2%	20	3.8%
天津	2	2.6%	5	1.9%	12	2.3%
重庆	1	1.3%	4	1.5%	16	3.1%
湖北	1	1.3%	16	6.2%	34	6.5%
安徽	1	1.3%	1	0.4%	2	0.4%
黑龙江	0	0	0	0	3	0.6%
吉林	0	0	2	0.8%	9	1.7%
辽宁	0	0	7	2.7%	15	2.9%
山东	0	0	6	2.3%	18	3.5%
河北	0	0	1	0.4%	2	0.4%
山西	0	0	0	0	0	0
内蒙古	0	0	0	0	0	0
江苏	0	0	13	5.0%	39	7.5%
江西	0	0	0	0	1	0.2%
河南	0	0	0	0	5	1.0%
广西	0	0	0	0	3	0.6%
海南	0	0	0	0	0	0
福建	0	0	0	0	4	0.8%
甘肃	0	0	0	0	0	
新疆	0	0	0	0	2	0.4%
宁夏	0	0	0	0	0	0
青海	0	0	0	0	0	0

续表

地区	前 3 名		前 10 名		前 20 名	
	席次数	占比	席次数	占比	席次数	占比
云南	0	0	0	0	2	0.4%
贵州	0	0	0	0	1	0.2%
西藏	0	0	0	0	0	0
合计	78	100%	260	100%	520	100%

数据来源：根据中国医学科学院医学信息研究所《2016 中国医院科技影响力排行榜》整理，完整榜单详见中国医学科学院医学信息研究所网站。

从表 3-3 可以看出，在 26 个专科前 3 名中，仅北京、上海两个城市就囊括了总席次的 70.6%，而全国 31 个省、自治区、直辖市（不考虑台湾省）中，21 个省、自治区 1 个席次也没有占据；在前 10 名中，北京、上海也囊括了总席次的 50%，仍有 15 个省、自治区 1 个席次也没有获得。实际上，医疗资源除了省际分布很不均衡外，在同一省级行政区域范围内，也存在分布不平衡的问题[①]。

（二）城乡之间的不平衡

我国的医疗卫生资源在城乡之间的分布更不均衡。据调查，我国城市人口仅占总人口的约 30%，但却占据了全部医疗卫生资源的 80%；而农村地区人口占总人口约 70%，但在全部医疗卫生资源中的比例却仅为 20%。全国超过 47% 的大中型医疗机构和超过 49% 的医疗卫生技术人员都集中在城市[②]。一些乡村卫生院设备十分落后，人员流失严重。城乡之间在医疗卫生人才这个核心指标上的差距尤其巨大，且这种差距仍在不断拉大。以卫生技术人员、执业（助理）医师和注册护士三类医学人才为例，据统计，2005 年，我国农村每千人口分别拥有卫生技术人员 2.69 人、执业（助理）医师 1.26 人、注册护士 0.65 人，同期城市每千人口拥有卫生技术人员 5.82 人、执业（助理）医师 2.46 人、注册护士 2.10 人，城市分别是农村的 2.16 倍、1.95 倍和 3.3 倍。2010 年，农村在这三方面的指标分别增长了 13.01%、4.76% 和

---

① 中国医科院医学信息研究所 .2016 中国医院科技影响力排行榜［R］.http：//top100.imicams.ac.cn.
② 王娇 . 我国城乡医疗资源配置不均衡引发的问题［J］.唐山师范学院学报，2011（11）：108—110.

36.92%，达到 3.04 人、1.32 人、0.89 人；城市增速则远高于农村，每千人口拥有卫生技术人员达到 7.62 人、执业（助理）医师 2.97 人、注册护士 3.09 人，分别增长了 30.93%、20.73% 和 47.14%。城乡差距则进一步扩大到 2.51 倍、2.5 倍和 3.47 倍。2015 年，农村在这三方面的指标加速增长，分别达到 18.42%、21.21% 和 57.30%，达到 3.9 人、1.6 人、1.4 人；城市方面则除了注册护士外，其他两项指标仍以高于农村的速度快速增长，每千人口拥有卫生技术人员达到 10.2 人、执业（助理）医师 3.7 人、注册护士 4.6 人，分别增长了 33.86%、24.58% 和 48.87%。城乡差距仍然高达 2.62 倍、2.31 倍和 3.29 倍[①]。具体情况见图 3-6：

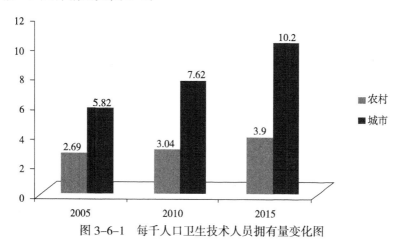

图 3-6-1　每千人口卫生技术人员拥有量变化图

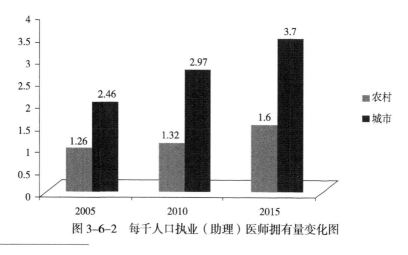

图 3-6-2　每千人口执业（助理）医师拥有量变化图

---

① 任苒.城乡卫生资源配置的差异及发展思考［N］.中国卫生人才网，2014-07-17.

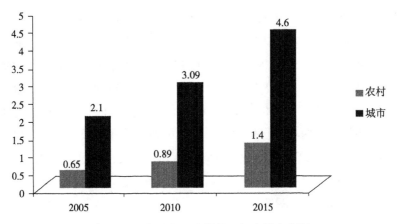

图 3-6-3　每千人口注册护士拥有量变化图

图 3-6　我国每千人口医疗卫生人才城乡对比图

城乡医疗资源分布不均衡，既有长期城乡总体经济社会发展不均衡这个基础性、根本性原因，也有政府长期"重城轻乡"、卫生投入不平衡、宏观调控不到位的因素，还有市场经济条件下医疗卫生要素（尤其是人才资源）加速向要素微观收益更高的城市流动的原因①。

（三）不同层级之间的不平衡

即使在城市内部，大型医院、中型医院和基层医院（社区卫生服务中心等）也存在着较大的差别。无论在医疗设备、空间床位、医疗人才、资金投入、技术交流等各个方面，大型医院都占据着极大的优势。而在一些基层医院尤其是社区卫生服务中心，政府投入少，软硬件条件差，尤其是医疗设施简陋，医疗人才缺乏，与大型医院存在天壤之别②。

医疗资源分布不均衡，会带来以下几个方面的问题：

1. 大型医院往往获得强势垄断地位

大型医院借助其医疗资源优势，吸引更多病源，其经济实力与医疗水平更容易得到提高，从而进一步吸引更多病源，最终往往在一个地区形成很大程度上的垄断，导致作为付费方的医疗保险机构（包括社保机构）和病人在

---

① 尹奋勤. 我国医疗卫生资源分配中存在的问题和对策［J］. 中国市场，2008（44）：94—96.
② 原泉，陈曦. 不同层次医院医疗人才资源分配状况调查及对策［J］. 健康必读旬刊，2011（3）：394—395.

与其发生交易的过程中很难与之对抗和博弈。

2. 弱势医疗机构容易形成非正常逐利行为

中小型医疗机构、偏远地区、农村医疗机构由于在医疗资源分配上处于劣势地位，医疗技术水平比较落后，往往很难吸引到足够的病源，也难以获得足够的医疗收入来支撑其生存和发展。在生存压力下，这类医疗机构往往容易产生通过欺诈行为或者过度医疗消费来获利的动机。由于这类机构数量庞大、分布分散，政府部门又难以对其行为进行规范和监管。

3. 造成就医权利事实上的不公平

由于医疗资源分布不均衡，如果病人就近就医，其所享受的医疗服务质量就是不公平的；如果病人选择去医疗水平较高的医院就医，那么病人之间由于其与优势医疗机构之间距离的不同，在就医成本上又会出现不公平。

4. 造成医疗资源的浪费

由于社会大众对优势医疗机构的信任，大量普通病人也都到这些医院去就诊，促使其医疗资源的整体效能不能得到充分发挥；另一方面，乡镇、基层医疗机构往往又门可罗雀，医疗资源闲置现象十分严重。

二、公立医疗机构定位扭曲

我国目前共有公立医院 6800 多家，在整个医疗体系中发挥主体作用，在医疗保障体系中也是医疗服务的主要提供者。2013 年，公立医院床位数占全部医疗机构床位数的 87.8%，入院人数占全部入院人数的 64.1%[①]。按照最初的制度设计，公立医院是由政府举办、以公益性为根本出发点、以非营利性为显著特征、以满足群众就医公平性和可及性为主要目标的医疗卫生机构。但是，随着我国从计划经济向市场经济过渡，伴随着几次效果不明确、方向不明确的医疗体制改革，公立医院的公益性和非营利性特征在很大程度上有所弱化，其逐利动机表现得越来越明显。其主要表现就是公立医院和医务工作人员不是将病人是否满意、治疗方案是否合理作为最终目标，而是利用医疗行为中的医患信息不对称，隐瞒或诱导病人同意接受各种不必要、不合理

---

① 金振娅. 公立医院逐利机制怎么破［N］. 光明日报，2015–05–19.

　　的过度医疗消费，以增加医院的业务收入，用以满足医院自身发展所需的投入及提高医务人员收入等。这种现象愈演愈烈，已越来越为社会大众所诟病。

　　造成这一问题的根源，主要是公立医院补偿机制不合理，具体表现为公立医院政府财政投入不足。2009年，与世界主要国家相比，我国政府卫生支出占GDP比重仅为4.3%，卫生支出占政府总支出的比例仅为9.9%，人均政府卫生支出占人均卫生费用的比例也仅为45.37%，均低于加拿大、俄罗斯、澳大利亚等国，甚至也低于以医疗卫生高度市场化著称的美国[1]（见表3-4）：

表3-4　2009年世界主要国家卫生支出状况对比

国家	卫生费用占GDP的比例	卫生支出占政府总支出的比例	人均卫生费用（美元）	人均政府卫生支出（美元）	人均政府卫生支出占人均卫生费用的比例
美国	15.7%	19.5%	7285	3317	45.5%
澳大利亚	8.9%	17.6%	3986	2691	67.5%
加拿大	10.1%	18.1%	4409	3086	70.0%
俄罗斯	5.4%	10.2%	493	316	64.1%
中国	4.3%	9.9%	108	49	45.4%

　　从我国内部来看，无论是东部、中部还是西部，公立医院医疗业务收入占全部收入的比重都在80%以上，政府财政补助收入占比最高的西部也只有15.16%。从公立医院的级别来说，所有级别的公立医院（包括部属医院、省级医院、地市医院、县级市医院、县级医院）财政补助收入占全部收入的比例均在10%以下，其中占比最高的县级医院也才达到9.916%[2]。

表3-5　2009年我国不同地区公立医院收入构成比例

地区	财政补助占比	业务收入占比	其他收入占比
东部	9.93%	88.78%	1.29%
中部	11.02%	87.12%	1.87%
西部	15.16%	82.84%	2.00%

---

① 马雷，李道苹，龚勋，张黎，李玉丹，赖昕，张文斌.我国公立医院补偿机制现状浅析［J］.中国医院管理，2011（7）：7—9.
② 卫生部副部长：公立医院改革亟需建立补偿机制［N］.中国新闻网，2013-03-14.

表 3-6　2009 年我国不同级别公立医院收入构成比例

不同级别	财政补助占比	业务收入占比	其他收入占比
部属	8.862%	88.852%	2.286%
省级	5.951%	92.333%	1.716%
地市	6.889%	91.429%	1.682%
县级市	7.395%	90.522%	2.083%
县级	9.916%	88.377%	1.707%

政府财政对公立医院投入过低，导致公立医院基本建设、大型仪器设备、人员薪酬福利、公共卫生事件政策性亏损等方面的投入主要依靠医院自己筹集，公立医院被迫背离其公益性目标，其定位在很大程度上被扭曲并表现出很强的逐利性特征。

我国公立医院补偿机制日益显露出其弊端，国家在历次医改中也试图对此进行调整。但是，由于公立医院补偿机制涉及的利益链条过于复杂，各种改革总体上收效甚微。预计短期内这种状况很难得到根本性改变。

三、我国特殊的医疗、医药供给与流通体制

（一）医、药不分的医疗服务供给体制

在计划经济体制下，医疗服务（包括医疗和药品供给）均实行统一供应、统一调配。计划经济体制的特性决定了利益边界的模糊性和对成本核算的忽视，因此，在当时的体制下，主要基于医疗业务操作和群众就医的便利性，实行了医、药一体的医疗服务供给体制。与西方一些国家将诊疗服务提供与药品提供者分离不同的是，我国的医院不仅负责为患者提供诊断治疗服务、开具药品处方，还同时负责提供药品。专事药品流通的药店只能经营非处方药（OTC），医院开具的处方往往只能在本医院拿药。这使得医院和医生的诊疗行为与药品经营结果之间建立起了一个非常方便的通道。医生通过开具大处方、贵处方、过度用药就可以直接通过提高药品销售收入为医院（包括自身）谋取利益。近些年来，一些地方（如江苏南京）试图通过"药房托管"等形式切断医院、医生诊疗行为与本院药品收入之间的利益链条，但效果并不理想。

（二）药品加成制度

改革开放以后，我国政府将财政支出的重点放在了经济建设上，在卫生方面的投入长期不能满足实际需要。在财政未对公立医院进行必需和足够投入的情况下，为了维持公立医院的运转，我国政府实行了允许医疗机构进行药品价格加成的制度，公立医院通过赚取药品购销差价来获得维持运转和发展扩张所需的资金。目前，药品差价获得的毛利润总体上已占到各类医院的40%~50% 之间。这使得各类大处方、贵处方、过度用药行为十分普遍。我国政府近年来多次提出要取消药品加成制度，甚至还定出了时间表①，但是，在公立医院补偿问题不能通过其他方式得到有效解决的情况下，实现这一目标的难度将是非常巨大的。

（三）药品流通不规范

我国目前实行药品集中招标采购制度，药品能否成功中标，对药品提供者的影响至关重要。如果中标，就能获得巨大的采购量；一旦某个品种未能成功中标，对该品种甚至产生毁灭性影响。能否中标，与其历史使用量有很大关系，往往是招标评选中的重要参考指标。为了增加药品销售量并提高中标成功概率，各药品供应商均想方设法加大药品推销力度，来刺激和鼓励医生加大自身药品的使用量。虽然屡经打击，但是各种或明或暗的药品提成、回扣等行为仍然大量存在，进一步加剧不合理、过度药品使用现象。

如果说，政府财政投入不足为医院、医生不合理的逐利行为提供了强烈动机的话，那么现行的医、药不分的医疗服务供给体制、药品加成制度和不规范的药品流通体制，则为他们实现这种逐利目标提供了空间和便利。

四、受雇为主的医师执业体制和不合理的医疗服务收入制度

我国合法的医疗服务主体主要有两种形式：医院和个体诊所。二者之间相互独立、互无交集（个别公立医院内部存在的对外承包科室等现象，目前暂未取得合法地位）。医师职业要么采取个体行医的形式，要么作为医院的雇员，依托医院

---

① 中国网.卫计委：今年全面取消药品加成 破除以药补医机制［N］.2017–3–11.

平台提供医疗服务。据统计，2014年我国执业医师中，以受雇形式在医院提供医疗服务的占比为94.27%，占据绝对优势地位；以个体行医形式自行独立执业的医师占比仅为5.73%[①]。另外，我国医疗服务的收入制度也有着很强的中国特色。从医院的收费结构来看，主要来自药品收入和检查收费，体现医生个人知识技能价值的诊疗收费则占比很小。从医疗服务定价体系来看，药品、医疗设备使用定价偏高，而体现医生劳务价值的挂号费、治疗费等收费偏低。如2008年胶囊胃镜检查定价为6300元/次，其中胶囊收费6100元（含6000元成本和100元加价），而医生的检查收费仅200元，仅占总项目收费的3%。但这200元的收费，却需要医生花费两天时间完成患者信息搜集输入、检查结果下载、近7万张图像的读取等工作。这种定价体系对于医生的行为也带来多方面的影响[②]。

这种医师执业体制和医疗服务定价制度带来以下几个方面的问题：

（一）患者和医保机构主要面对的是以集团化力量出现的医疗服务提供者，在博弈中更为弱势

与西方一些国家主要以个体执业为主不同，我国执业医师中的绝大部分人都是医院的雇员。在患者面对医生时，不仅在医学专业知识上面临信息不对称的劣势，而且从二者实力对比上来看，个体与作为集团雇员的医生相比，博弈过程中的劣势也更为明显。在医疗保障关系中，医保机构（包括社保机构和商业健康保险公司）面临的谈判对象如果是集团性的医院而不是个人诊所，其谈判地位也是完全不可同日而语的。总之，这种以受雇为主的执业医师体制，决定了我国医疗保障关系中参保人员、医保机构与医疗服务提供者之间的不平衡、不对称关系更加突出、更加明显。

（二）医生与医院的利益关系更为紧密一致，管理约束难度更大

在西方一些国家，医生和医院之间并不是雇佣关系，而是契约合作关系，医院只是为医生提供空间、设备、辅助人员等医疗工作必需的硬件平台，医生则作为独立主体提供医疗服务，各自分别结算、收费，不存在直接的利益关联。医生总体上不会存在过度医疗的利益驱动。而在雇佣关系下，

①　中国医师协会.中国医师执业状况白皮书［R］.2015–05.
②　张柯庆，金苏华.浅议医疗服务价格管理中存在的问题及对策［J］.卫生经济研究，2008（7）：49—50.

客观上医生就是作为医院的一个组成部分，医院则通过内部分配制度直接对医生的行为进行引导，使医生的个人利益与医院的整体利益保持一致。医生通过各种不合理的、过度的、超出必要范围的医疗行为增加医院医疗设备的使用频率（通过多开检查等方法）、增加药品的销售（通过大处方、贵处方等），提高医院收入，并最终自身也获得更高的薪酬福利。在我国的体制下，医院和医生总体上是一个紧密的利益共同体，双方都具有很强的逐利动机，彼此之间有着高度的契合意识，因此从外部对医院和医生的行为进行监管规范和约束博弈的难度也更大。

（三）现行医疗服务定价体系加剧医生行为出现偏差

诊断治疗服务收费定价过低，使得医生的知识技术和劳动未能得到应有的尊重和体现，加上医生总体收入水平偏低（相对于国外水平相比存在较大差距），也导致医生转向从其他方面寻求弥补，最终带来重复检查、大处方等变异性的医疗行为。根据中国医师协会发布的《2015 年度中国执业医师状况白皮书》，2011 年，95.66% 的被调查医师认为自己的付出与收入不相符，其中认为很不相符的占到 51%。2014 年，中国医师协会对调查口径略做调整，调查结果表明，我国执业医师队伍中，被调查医师对收入不满意和非常不满意的比例总计达到 65.9%，其中选择非常不满意的达到 19.1%[①]。这种情况必然导致医生行为的扭曲和变异。

我国现行医师执业体制和医疗服务定价体系，既有医改自身不够深入到位的原因，更有历史、文化、社会和群众心理习惯等各方面的原因。如无论是医院和患者，都存在"重物轻人"的心态，即重视物质形态的服务、忽视医疗技术和劳动的价值，接受有形服务的高价格，对医生劳务收费却难以接受[②]。近期一些地区试图对这种定价体系进行改革时，群众就持抵触心理。可见，对这种体制进行改变，还面临着方方面面的困难和阻力。从目前来看，短期内这种格局还难以得到根本改变。

---

① 中国医师协会 .2015 年度中国执业医师状况白皮书［R］.2016.
② 杨帆，裴敬，罗增永 . 我国医疗服务定价体系相关问题探讨［J］. 中国医疗管理科学，2015（11）：14—17.

第四节　商业健康保险市场分析

经过 30 多年的发展，我国商业健康保险呈现出潜力巨大和加速增长的态势。同时存在一些问题和不足，总体发展还不够成熟，可以说是成绩与问题、机遇和挑战并存。

一、我国商业健康保险近年来取得的发展成就

（一）业务规模迅速扩张

从市场规模来看，2014 年，健康保险保费收入从 2010 年的 677.47 亿元增长到 1587.18 亿元，年均增长率达到 23.71%[1]。（见图 3-7）

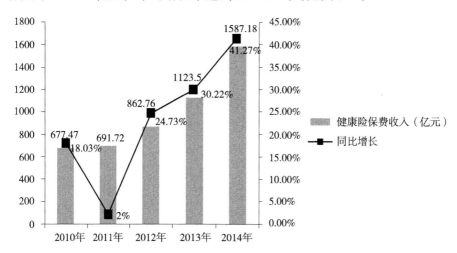

图 3-7　2010—2014 年我国健康保险费收入

从赔付支出来看，健康保险赔付支出从 2010 年的 264.02 亿元增长到 2014 年的 571.16 亿元，年均增长率为 21.27%，同比增长 38.92%[2]（见图 3-8）。

---

[1]　李玉华.我国商业健康保险：发展现状、问题及对策［J］.山西财政税务专科学校学报，2015（12）：9—13.

[2]　李玉华.我国商业健康保险：发展现状、问题及对策［J］.山西财政税务专科学校学报，2015（12）：9—13.

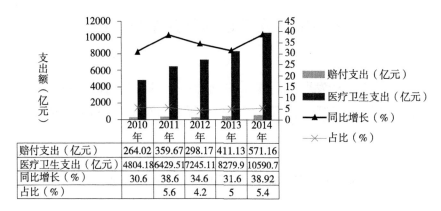

	2010年	2011年	2012年	2013年	2014年
赔付支出（亿元）	264.02	359.67	298.17	411.13	571.16
医疗卫生支出（亿元）	4804.18	6429.51	7245.11	8279.9	10590.7
同比增长（%）	30.6	38.6	34.6	31.6	38.92
占比（%）		5.6	4.2	5	5.4

图 3-8　2010—2014 年我国健康险赔付支出统计

这说明，一方面我国居民的健康保险意识在逐年上升，另一方面我国商业健康保险在国民健康保障体系中的作用正日渐突显。

（二）经营主体逐渐增多

近几年来，我国健康保险经营主体逐步增多。2015 年，我国获准经营健康保险业务的保险公司数为 146 家，其中财产险公司 71 家，人身险公司（不含专业健康保险公司）71 家，专业健康保险公司 4 家。其中专业健康保险公司从 2005 年中国人民健康保险公司成立起，目前已达到 4 家（另外 3 家为平安健康保险、昆仑健康保险以及和谐健康保险）。由于其中一些大型保险公司（如中国人寿、中国人保）的分支机构遍布全国各地，因此商业健康保险业务也实现了对全国各地的全面覆盖[①]。

（三）业务类型不断丰富

从业务类型来看，保险公司经营的业务包括自营健康保险业务和政府合作业务。按照中国保监会颁布的《健康保险管理办法》，自营健康保险业务包括医疗保险、疾病保险、护理保险和失能保险。所谓医疗保险，就是以实际发生的医疗行为所带来的医疗费用为基础来计算补偿额度的保险类型。疾病保险，是指以约定疾病的发生作为赔付发生的依据、以约定金额确定赔付数额的保险类型。护理保险，是指针对被保险人发生疾病或者其他事故后需

---

① 阎建军.中国医改方向与商业健康保险发展路径［M］.北京：中国金融出版社，2015：97.

要护理服务的风险而提供的保障。失能保险，是指针对被保险人发生疾病后引起的收入降低的风险而提供的保障。2014 年，商业保险公司共为市场提供了 2300 多种各类健康保险产品。从不同的维度，商业保险公司自营健康保险又可分为个人保险与团体保险（按投保主体划分）、长期保险与短期健康保险（按保险期限划分）。

另外，商业保险公司还以各种形式参与各地医疗保障体系建设，开展补充医疗保险、大病保险和委托管理业务。2015 年，此类业务实现保费收入 11.5 亿元，受委托管理资金 80.3 亿元 [①]。

（四）专业化经营管理体系日益成熟

通过多年的经营，商业保险公司尤其是专业健康保险公司借鉴国外先进经验并结合我国实际情况，不断摸索专业化的经营管理方法，构建专业化的经营管理体系，经营能力和管理水平日益提升。突出表现在：

一是风险控制能力逐渐提升。除了作为保险业基本风险控制手段的核保核赔体系外，商业保险公司通过与社保机构合作或直接与医疗机构合作，建立了数量众多、分布广泛的合作医院网络，并通过与医保部门和医院的合作，严格控制医疗服务提供过程中产生的各种欺诈风险，有效地避免和减少了不合理的赔付。

二是探索了健康保障 + 健康管理理念。几家专业健康保险公司尝试引入健康管理理念，针对生活方式疾病，主动对被保险人生活方式进行干预，从而降低慢性病及并发症发病率，既通过事前预防降低了最终赔付，又改善了客户生活质量，提高了保险公司客户服务水平。

二、我国商业健康保险存在的问题

虽然商业健康保险与改革开放初期相比取得了长足的进步，但总体来看，还没有达到成熟阶段，仍然存在一些问题和不足。主要体现在：

---

① 朱俊生，安领娟，申静．掘金健康险：发展进入黄金期，近年来增长加快 [N]．金融博览财富，2015–09–23．

（一）市场格局呈现寡头垄断局面，专业健康保险公司所占份额仍然偏小

整体来看，我国商业健康保险市场仍然呈现出寡头垄断的局面，中国人寿、平安人寿、新华人寿、人保财险和太平洋寿险公司等 5 家公司就占据了整个市场份额的近 60%（2014 年 5 家公司在健康保险总保费中占比达到 58.47%）。与此同时，4 家专业健康保险公司占比仍然不到 10%，2014 年共实现保费 155.56 亿元，仅占健康保险总保费的 9.8%。专业健康保险公司在整体业务中占比总体上还比较小，表明专业化经营的优势还没有充分体现出来。

（二）经营效益差强人意，风险控制有待提高

从业务发展的质量来看，近几年我国健康保险简单赔付率一直居高不下，维持在 30% 左右，明显高于整个人身保险行业的简单赔付率，其中短期健康险赔付率甚至达到 80% 左右。从另一个角度观察，2014 年，我国健康保险保费仅占人身险总保费的 14.56%，但赔付却达到人身险总赔付支出的 20.93%，也显示健康保险赔付率远高于人身险平均赔付水平。各家保险公司（包括几家专业健康保险公司）健康保险业务总体上尚未实现稳定盈利。如 2014 年，中国人保健康、平安健康、昆仑健康的利润分别为 –3.87 亿元，–1.23 亿元，–0.63 亿元[1]。出现这种局面，一方面是健康保险自身特性和我国特殊的医疗卫生市场环境决定的，另一方面也反映出我国商业健康保险的风险控制水平还不够高。

（三）健康保险密度和深度仍然较低，在国民健康保障体系中的作用较为有限

我国健康保险密度和深度虽然逐步提升，但是总体来讲还是较低。与保险行业的整体深度和密度相比，健康保险密度和深度存在较大的差距。2014 年，我国的整体保险密度为 1272 元 / 人，而健康保险密度仅为 116 元 / 人；

---

[1] 熊志国，阎波，锁凌燕 . 中国商业健康保险发展模式探索——兼论医疗保障体系发展的价值与取向 [M].北京：北京大学出版社，2012：76—77.

我国整体保险深度为 3.79%，而健康保险深度仅为 0.3%[①]。

从商业健康保险占卫生总费用的比例来看，2009—2014 年期间，我国商业健康保险保费收入占卫生总费用的占比一直没有超过 6%，商业健康保险赔付支出占卫生总费用的比重更是一直没有超过 2%（表 3-7）。商业健康保险保费收入和赔付支出在我国卫生总费用中的占比偏低，也反映出我国商业健康保险在国家医疗保障体系中发挥的作用还比较有限。

表 3-7 健康保险与卫生总费用统计数据

-	2009	2010	2011	2012	2013	2014	2015
健康保险保费收入	574	677.47	691.73	862.77	1123.5	1587.18	2410.47
健康保险赔付支出	218	264.03	359.67	298.18	411.28	571.16	762.96
卫生总费用	17541.9	19980.4	24345.9	28119	31669	35378.9	40587.7
保费收入占比	3.3%	3.4%	2.9%	3.1%	3.6%	4.5%	5.9%
赔付支出占比	1.2%	1.3%	1.5%	1.07%	1.3%	1.6%	1.9%

（四）商业健康保险区域发展不平衡

与经济发展区域不平衡类似，商业健康保险的发展也呈现出明显的区域不平衡特点。从规模来看，2015 年，有 9 个省（自治区、直辖市）健康保险保费收入超过 100 亿元（见表 3-8）。这 9 个省级行政单位健康保险保费收入市场份额达到 61.3%。其中，仅广东省健康保险保费收入就达到 310.5 亿元，全国排名第一，占全国的 12.9%[②]。这种保费收入不平衡的背后，往往也同时伴随着健康保险经营机构分布不均衡、各区域商业健康保险经营管理能力参差不齐等因素。

表 3-8 2015 年各地区健康保险保费收入及排名

排名	地区	保费收入（万元）	排名	地区	保费收入（万元）
1	广东	3105204.00	17	云南	458941.91
2	北京	2433213.03	18	黑龙江	447541.43

---

① 阎建军.中国医改方向与商业健康保险发展路径［J］.北京：中国金融出版社 2015：87.

② 熊志国，阎波，锁凌燕.中国商业健康保险发展模式探索——兼论医疗保障体系发展的价值与取向［M］.北京：北京大学出版社，2012：78.

续表

排名	地区	保费收入（万元）	排名	地区	保费收入（万元）
3	江苏	1795798.14	19	新疆	418554.33
4	山东	1758424.62	20	山西	408495.83
5	四川	1221438.95	21	江西	408361.05
6	上海	1164304.44	22	广西	379701.58
7	浙江	1128308.44	23	内蒙古	346733.15
8	河南	1114360.54	24	天津	339441.4
9	辽宁	1055463.96	25	吉林	336740.62
10	河北	984502.86	26	甘肃	259611.21
11	湖北	879704.66	27	贵州	168743.16
12	福建	856542.04	28	宁夏	119023.19
13	重庆	647044.54	29	海南	82061.11
14	湖南	600125.09	30	青海	58716.42
15	安徽	586104.55	31	西藏	12479.99
16	陕西	527437.04		总计	24104715.15

第四章　我国医疗保障制度现状、存在问题及成因

正如我们在第一章界定的那样，本章讨论的我国医疗保障制度主要是指社会基本医疗保险（或简称基本医疗保险）。

第一节　我国基本医疗保险的制度框架

我国社会基本医疗保险包括城镇职工基本医疗保险和城乡居民基本医疗保险两种形式。在那些城镇居民基本医疗保险和新型农村合作医疗保险还没有实现完全整合的地方，则仍存在城镇职工基本医疗保险、城镇居民基本医疗保险和新型农村合作医疗保险三种医疗保障制度同时并存的情况。目前，我国通过这几种基本医疗保险制度已经实现95%以上人口参加基本医疗保险并获得基本医疗保障[①]。

我国的基本医疗保险总体上按照社会医疗保险模式运行。医疗保险基金主要来自于雇主、雇员，由国家法律法规强制要求参保（城镇职工医保）；或是由居民和政府财政出资，以半强制方式通过社会动员形式发动居民参保（城乡居民医保）。社会基本医疗保险经办事务和基金管理主要由政府举办的事业单位（社保中心或新农合管理办公室）管理，当参保人因疾病而出现经济损失时，由医疗保险基金给予费用补偿。

一、筹资模式

医疗保险筹资是基本医疗保险为了实现对参保人员进行医疗健康相关费用补偿而制定的资金筹集安排，是医疗保险制度得以正常实施和运行的基础和前提。医疗保险的筹资问题，是制度持续健康发展的核心问题，与医疗保险制度运行、基金管理、医疗费用补偿都有密切的联系。

---

① 党的十八大以来我国卫生与健康事业发展成就综述［N］.人民日报，2016–08–19.

（一）城镇职工基本医疗保险的筹资模式

1. 缴费基数

城镇职工基本医疗保险参保对象以正规就业人群为主，由于其收入稳定，便于监测，我国与国际上大部分国家相同，以参保人的税前工资收入作为缴费基数[①]。对于非正式就业的参保人员，由于其收入存在不固定、差异大的特性，我国对这部分人员采取了特殊的政策。我国一般的做法是，按照当地上年度在职职工月平均工资作为缴费基数，在此缴费基数上选择不同的缴费比例缴纳每月的医疗保险费用[②]。

2. 缴费率及分担方式

不管各国社会医疗保险缴费测算方法存在什么不同，但都有一个前提，即以保持基本医疗保险基金的盈亏平衡为原则。我国的城镇职工基本医疗保险的基金筹集由单位和职工共同缴纳，各地比例略有不同，一般来说，单位缴费的比例是本单位职工工资总额的 7%~9%，个人缴纳比例为 2%。

（二）城乡居民基本医疗保险

我国城乡居民基本医疗保险的参保人群主要是城乡非就业居民，基金筹集的来源主要是居民个人和政府，其中政府承担了缴费的主要责任。在未完成城乡整合的地区，新型农村合作医疗和城镇居民基本医疗保险分别筹资。主要政策安排如下：

1. 筹资来源

城镇居民基本医疗保险以个人缴费为主，政府给予适当补助[③]。新型农村合作医疗实行家庭缴费、政府资助相结合的筹资机制[④]。在政府资助的部分中，明确中央和地方共同担负财政责任；在经济发达地区，地方财政可以适当增加投入，其城乡居民筹资额度往往会高于全国水平。

---

① 国务院：关于建立城镇职工基本医疗保险制度的决定［Z］.国发 1998 年第 44 号文.
② 综合全国各地关于灵活就业人员参加基本医疗保险缴费办法。
③ 中华人民共和国社会保险法［Z］.2011.
④ 国务院：关于加快推进新型农村合作医疗试点工作的通知［Z］, 2006.

2. 缴费金额

2016 年，我国城乡居民基本医疗保险的筹资水平基本达到一致。按照人社部、卫计委的文件，"2016 年新农合农民个人缴费标准全国平均达到 150 元，各级财政对新农合的人均补助标准达到 420 元"；"2016 年城镇居民医疗保险个人缴费达到人均不低于 150 元，各级财政对居民医保的补助标准达到每人每年 420 元"。

3. 财政补贴

除了对参保人员的普惠性人均财政补贴外，财政预算有时还通过其他途径补贴基本医疗保险基金。一是财政帮助特定人群缴纳参保费。我国民政部门管理的医疗救助基金负责帮助低保人群缴纳新农合或城镇居民保险的个人筹资部分，帮助其参保。二是在基本医疗保险基金出现亏损的情况下，财政往往会视情况对基本医疗保险进行适度补贴。

二、保障水平与保障范围

（一）保障水平

在保障水平上，我国城镇职工基本医疗保险和城乡居民基本医疗保险是通过起付线、报销比例和最高报销限额几个制度来予以确定的。

1. 起付线

是指出于加强对参保人员就医行为的约束，规定每次住院费用（或者一个保险年度内门诊费用）只有超过一定的"门槛"才能进行报销或者补偿，这个"门槛"就是起付线。为了避免参保人员过于轻易地到高级别医院就医，一般对于高级别医院就医设置了更高的起付线。

2. 报销比例

是指即使已经超过起付线，对于所发生的费用也不是100%都能予以报销，而只能按一定比例进行补偿，这个比例就是报销比例。为了鼓励参保人员在基层医疗机构就医，一般对在基层医院发生的就医行为给予更高的报销比例。

3. 最高报销限额

是指基本医疗保险基金对于单个参保人员一个保险年度内能够给予补偿或报销的最高额度。目前，各地的基本医疗保险最高报销限额一般按照上年度当地平均工资水平的4倍来确定。

（二）保障范围

核心内容包括：

1. 住院责任为主

不管是职工医保还是居民医保，总体上都以住院发生的医疗费用作为主要保障内容。除了住院以外，基本医疗保险一般还将医疗费用较高、持续时间较长的一些门诊特殊病或慢性病（如系统性红斑狼疮、糖尿病、尿毒症等）纳入保障责任。对于普通门诊，只有极个别地区将其纳入基本医疗保险报销范围。

2. 两个定点、三个目录

我国基本医疗保险一般都规定了两个定点（定点医院、定点药店）和三个目录（药品目录、诊疗项目目录和医疗服务设施目录），除经批准转诊的以外，只有在定点医院和定点药店发生的、属于三个目录范围内的医疗费用，才能纳入基本医疗保险报销范围[1]。

三、运行管理模式

（一）组织体制

总体上，不管是城镇职工基本医疗保险还是城乡居民基本医疗保险，在组织体制上都实行管办分离，即相关政策的调研和制定、宏观管理与监督等宏观性事务由政府人力资源和社会保障部门的相关内设职能单位行使，而具体事务的经办等微观事务则由人力资源社会保障部门下设的事业单位性质的社保中心（或医保中心）承担。在城镇居民基本医疗保险和新型农村合作医疗尚未整合的地方，城镇居民医保与职工医保管理体制相同，但新农合则

---

[1] 中华人民共和国社会保险法实施细则［Z］，2011.

由卫生行政管理部门参照城镇职工医保进行管理，即政策由卫生行政部门制定，但经办事务则由其下设的新农合管理办公室承担。在一个统筹地区范围内，一般只设立一个社保中心或医保中心；新农合还独立运作的地区，则分别在社会保障行政部门和卫生行政部门下设社保中心和新农合管理办公室[①]。

（二）风险管理

主要通过两种方式来进行：

1. 理赔稽核管理

通过审查医疗费用相关文件和单据，对其中可疑的线索进行调查核实后，拒绝赔付。

2. 定点医疗机构管理

社保机构通过与定点医疗机构签订合作协议，设定针对医疗机构及其医务人员的行为规范，并建立考核标准。同时，与定点医院建立事后直接结算机制，对于不遵守相关行为规范的情形，拒绝支付部分费用。情节严重的，还予以取消定点医院资格等处理。

第二节　存在的主要问题

如果从 1998 年我国正式建立城镇职工基本医疗保险制度算起，我国现行医疗保障制度迄今已近 20 年。经过近 20 年的不断探索和实践，我国医疗保障制度在可及性、公平性和效率性等三个主要指标方面都取得了不同程度的进步。

从可及性来说，我国医疗保障的可及性问题可以说已经得到了基本解决。据统计，2015 年，我国基本医疗保险参保率达到 95%[②]。在部分地区，甚至出现了同时参加两种基本医疗保险（新农合和城镇居民基本医疗保险）的人员。如此高的参保率主要得益于中央和地方政府对这一问题的高度重视和各级地方政府很高的动员力和执行力。这也是我国社会主义制度优越性的一个重要体现。

从公平性来讲，主要的问题在于两个不平等。

一是城乡之间的不平等。按照最初城镇居民基本医疗保险和新农合的制度设计，筹资水平、保障责任、保障水平都存在着较大的差异，连城镇居民基本医疗保险和新农合的药品目录都是相互独立的。总体上来讲，农村居民的医疗保障水平低于城镇居民。目前，全国正在积极推进城镇居民基本医疗保险和新农合的整合。随着整合的逐步推进和最终统一的城乡居民基本医疗保险制度在全国的推行，这方面的差距将逐步消失。

二是城镇职工和城镇居民在医疗保障上的不平等。这一问题的根源仍然在于二者筹资水平上的差异，最根本的原因还在于财政和居民还难以承受与城镇职工一样的缴费水平。随着群众可支配收入的增加和财政逐步加大对民生的投入力度，这种差距也有望逐步缩小。其解决途径和办法相对来讲已经比较清晰。

因此，我们可以说，我国医疗保障制度的可及性和公平性问题已经得到解决或即将得到解决。相对而言，在效率性方面虽然也有了很大的进步，但效率问题带来的压力目前仍然最为突出，且仍没有形成具有共识、清晰明确的解决路径，亟需予以重点关注。主要表现在：

一、基本医疗保险基金可持续性受到威胁

我国已经建立起社会医疗保险模式的医疗保障制度。这个医疗保障制度能否可持续，从微观上看，关键取决于医疗保险的管理水平。

目前，我国医疗保障制度的可持续性问题最突出表现在基本医疗保险基金的收支平衡上。基本医疗保险基金能否实现收支平衡，取决于筹资和支出的对比关系[1]。从支出方面来看，我国基本医疗保险基金支出多年来一直以高于 GDP 增速的速度快速增长。《中国社会保障发展报告 2016》指出，医疗服务过程中过度诊断、过度用药几乎是一种普遍的现象。对于这些问题，各地医保机构目前还没有能够很好地进行管控，导致医疗费用不断增长，医疗

----

① 毛瑛，吴涛. 医疗保险基金管理［M］. 北京：科学出版社，2015：89.

保险补偿金额不断上涨，医疗保险制度实践中的浪费和低效现象仍然非常严重。随着经济新常态下 GDP 增速的放低和人口老龄化问题的日益严重，医保基金支出增速与 GDP 增速的倒挂现象越来越突出。与此同时，在收入方面，正如第三章所述，我国基本医疗保险筹资方面的增长潜力已较为有限。尽管目前我国基本医疗保险基金仍有结余，但基金结余率逐年下降①（见表4-1）。

表4-1 我国城镇基本医疗保险基金历年收支结余情况

年度	当年收入（亿元）	当年支出（亿元）	当年结余（亿元）	当年结余率
2008	3040	2084	956	31.45%
2009	3672	2797	875	23.83%
2010	4309	3538	771	17.89%
2011	5539	4431	1108	20.00%
2012	6939	5544	1395	20.10%
2013	8248	6801	1447	17.54%
2014	9687	8134	1553	16.03%
2015	11193	9312	1881	16.81%

数据来源：人力资源和社会保障部《人力资源和社会保障事业发展统计公报》）。

如果这一趋势持续下去，很快就会出现入不敷出的情况。一些地方基本医疗保险基金更是已经出现较大规模的亏损和赤字②。如福建三明城镇职工基本医疗保险基金2010年亏损就达到1.2亿元，2011年进一步扩大到2.1亿元，占三明市当年财政收入的14.4%，给当地造成了很大的压力③。造成基本医疗基金支出快速增长的原因，除了医疗卫生费用自然增长和老龄化等不可控因素以外，医保管理效率不高是最重要的原因。

二、医保运行的行政成本居高不下但仍然严重不足

按照现有体制，我国的社保经办机构绝大部分属于公益一类事业单位，

① 人力资源和社会保障部：2008—2014 年度人力资源和社会保障事业发展统计公报［R］.
② 李思阳.六地区医保基金可支付不足半年［N］.经济参考报，2014-01-15.
③ 朱中伟."小三线"福建三明的医改余音［N］.证券时报，2017-02-04.

即政府全额财政拨款单位。在保证社保机构运行经费稳定的同时，也带来了大量的行政化、官僚化问题，机构运行效率较低，医保运行的行政成本也随之高企。

由于全国绝大部分地方实行养老、医疗、工伤、失业、生育等五项社会保险由统一的社保机构办理的体制，难以单独对医保运行的行政成本进行区分。因此，我们将从整个社保机构运行的行政成本来推断医疗保障运行的行政成本。

根据已有的数据，到2012年底，全国共成立社会保险经办机构8411个，是2000年（4784个）的1.76倍；实有经办人员达到156746人，是2000年（71111人）的2.2倍。随着经办机构和队伍的扩大，经办经费支出规模也逐年大幅度增长。2010年全国社保经办系统实际支出112.5亿元，2011年增长到131.3亿元，增长率高达16.7%；2012年实际支出为148.11亿元，增长率为14.8%。2012年的经费支出中，包括人员经费80.36亿元、商品和服务49.85亿元、基本建设5.29亿元、信息建设1.98亿元和其他支出10.63亿元。

虽然社保机构的行政运行成本已经较高，但是，由于社会保险参保人次的不断增加，如果社保机构的运行效率得不到大幅度提高和根本性改观，社保运行的行政成本还需要继续成倍增加。据郑秉文教授测算（2013），未来10年，随着各个社保险种的覆盖面不断增加和服务人次的不断增长，按照当年度参保人次人均负荷比1：9692（即1个经办人员对应9692参保人次）的严重超负荷状态测算，全国社保经办人员的规模将逼近40万人。如果按照相对压力小一点、合理一点的1：6359，未来10年全国范围内社保机构经办人员需要达到55万多人。另外，社保机构经费投入也存在很大的增长压力。仍以2012年为例，仅从人员经费支出角度来看，就存在很大的追加投入的压力。从下表中可以看出，县区级机构2012年度人均人员经费（包括但不限于人员工资）仅为38265元（月均3189元），而同期全国城镇在岗职工年平均工资达到46769元（月均3897元）。这就意味着，全国超过70%的社保经办人员工资水平低于全国城镇在岗职工的平均收入水平。同时也意味着，社保机构的运行经费还需要大幅度增加。如果不改变现有运行模式，医疗保障运行行政成本方面需要增加的投入必将是十分惊人的，对各级政府来讲也必将带来不堪重负的压力。

表 4-2　2012 年全国各级社保经办机构人员经费支出情况

	省级机构	地市级机构	县（区）级机构	合计
实有人数（人）	4411	43369	124397	172177
人员经费（亿元）	6.38	26.38	47.60	80.36
人均人员经费（元/人）	144638	60827	38265	46673
月人均支出（元/人）	12053	5068	3189	3889

三、基本医疗保险服务满意度不尽如人意

社会医疗保险经办机构的准政府机构性质，以及在医疗保险经办中的垄断地位，决定了其对参保人的服务需求反应不灵敏。各种研究也表明，社会医疗保险参保人的服务满意度较低。根据刘艳丽等人 2015 年对四川省泸州市马龙潭区城镇居民基本医疗保险参保人群的抽样调查结果，在对具体服务项目的调查中，调查对象对工作人员的满意度最低，仅 27.8% 的表示"满意"，7.1% 的表示"非常满意"，53.7% 的评价为"一般"。相比于居民对医疗保险制度 87.5% 的满意度和医疗保险报销程序 88.6% 的满意度，工作人员服务态度仅有 70.6% 的满意度[1]。从山西等地基本医疗保险的满意度调查情况来看，也基本上得出了类似的结果[2]。可见基本医疗保险服务满意度不尽如人意已经成为一个突出的问题，需要引起高度关注。

第三节　主要成因

出现以上这些问题（尤其是医疗保险基金支出快速增长），当然很大程度上要归因于我国现行扭曲的医疗卫生体制，归因于三医联动不够到位。这方面的情况在第三章我们已详细论述，在此不再赘述。除了这一原因外，造成前述问题的原因主要包括两个方面：

---

[1]　刘艳丽，周磊，罗子荣.城镇居民基本医疗保险的满意度现状研究［J］.黑龙江医学，2015（10）.
[2]　王红漫，张敏怡，王晓蕊.山西省社会医疗保险满意度因子分析［J］.中国卫生统计，2016（2）：150—153.

一、医保经办能力不足

（一）医保经办体制缺陷带来的效率不高

我国医保机构的半行政化运行，导致其在运行效率上存在天然的缺陷：

1.人员素质难以得到保证

由于社保经办机构的事业单位身份，既没有企业在薪酬福利方面的优势，又没有公务员在职业道路方面的优势，缺乏对社会大众的吸引力，因而往往难以招聘到优秀的人才。人员队伍的整体素质必然会影响管理能力和服务水平。

2.人员积极性难以调动

一方面，社保机构工作人员的身份属性类似于公务员，仍然在很大程度上具有"铁饭碗"的性质，没有强有力的考核制度和实质性的淘汰机制，因而也没有压力。另一方面，薪酬方面与公务员类似，激励性和灵活性较低，在职务晋升上又缺乏公务员那样的职业发展路径和晋升通道，使得社保机构工作人员普遍缺乏工作积极性。这就使得他们缺乏认真开展医疗费用管控和参保人员服务的内生动力。

3.成本意识淡薄

带有官僚化、行政化特征的主体运行的缺陷之一便是缺乏成本意识。从医疗保险基金支出的控制来讲，由于其公共服务性质，即便出现亏损，财政往往也会兜底，医保机构确保收支平衡的外在压力不大；对于行政成本来讲，具有类似行政主体特性的社会医疗保险经办机构及其工作人员在完成医保管理的工作中，一般不会像市场主体那样考虑成本低效果好的工作方式，容易造成工作中的资源浪费。

（二）医保运行投入不足

在现行医保经办体制下，社保经办系统的经费安排与实际需求相比仍然严重不足。仍参照 2013 年郑秉文教授的分析，2012 年度全国社保机构人均服务费用（全国社保经办系统的所有经费支出除以参保人次，用于衡量社保制度为参保人提供公共服务的投入水平）仅为 8.88 元。如果扣除社保经办人员工资，则人均服务费用只有 4 元。如果再扣除房屋、水电、设备等基本办公费用，则"还不够为参保人邮寄一份通知书的邮资"①。在这种情况下，社保经办机构能为参保人员提供一些最基本的服务已属不易，对他们提出更高的要求也确实有些勉强。

与此同时，随着建设全民医保和深化医药卫生体制改革的逐步推进，医疗保险经办机构面临的形势越来越严峻。

1. 社会医疗保险服务对象数目急剧增加

由于医保制度对医疗消费的刺激效应，2015 年，城镇职工医保参保人员住院率达到 16.5%，比第二轮医改前提高了 6.7 个百分点；城镇居民医保参保人员住院率达到 10.4%，比第二轮医改前提高了 7.9 个百分点。这意味着，医疗保险经办业务数量会同比增加。

2. 医疗保险基金管理的难度增加

一方面，我国城镇职工和城镇居民医保基金收入增长速度从医改前的年均 32% 下降到 2015 年的 16%，下降了 16 个百分点。另一方面，参保职工和居民次均住院费用却都明显上升。2015 年参保职工次均住院费用达到 10414 元，是第二轮医改前的 1.46 倍，增加了 3267 元。居民次均住院费用达到 6821 元，是第二轮医改前的 1.4 倍，增加了 1970 元②。这给医疗保险经办机构维持基金收支平衡的管理目标制造了很大的难题。

3. 社会医疗保险要承担的社会职责增多

随着深化医药卫生体制改革的推进，我国社会医疗保险被赋予的职责越来越多，如要求各地对医疗服务实现智能监控，延伸医疗机构医疗服务的监管到医务人员医疗行为的监督和管理；加快推进城乡基本医保整合经办管理的工作等。在此情况下，我国医疗保险经办机构由于体制缺陷和投入不足带来的经办能力不足问题也就显得越发突出，医保基金支出管控效果不佳、服务满意度不高等问题也会更为严重。

---

① 郑秉文. 中国社会保险经办服务体系的现状、问题及改革思路 [J]. 中国人口科学，2013（12）：2—16.

② 唐霁松，医保经办管理与时俱进的几点意见——基于建立"四更"全民医保推进健康中国建设的思考 [J]，中国医疗保险，2016（12）：30—35.

二、医保管理和经办体系的碎片化

我国医保制度管理体系的"碎片化"现象较为严重。由于我国正处于全民医保的建设过程当中，在制度推进进程中不断纳入新的参保人群，扩大覆盖范围，在制度渐进的过程中出现了具有我国特色的"碎片化"问题。

（一）不同人群参加不同的社会医疗保险制度——横向碎片化

我国渐进式的社会医疗保险制度发展过程中，通过逐渐纳入不同人群，以打补丁的方式修补初期的社会医疗保险制度，形成了针对不同人群的城镇职工基本医疗保险、城镇居民基本医疗保险和新型农村合作医疗三种制度共同存在的局面。三种保险制度的基金筹集方式、筹资水平、基金管理、偿付水平等各方面的规定大不相同，存在很大差异。在一些没有完成城乡整合的地区，由人力资源和劳动保障部门主管职工医保和居民医保，卫计委管理新农合，由不同的经办机构管理，有不同的管理办法、网络平台和信息系统，这是制度上的管理分割。这种分割既造成重复投入和资源浪费，又制约了管理资源和管理能力的整合，影响了管理效率。这就是横向的碎片化问题[①]。

（二）社会医疗保险制度按统筹地区分别管理——纵向碎片化

我国社会医疗保险以各统筹区域为单位，各统筹区域拥有较大的自主权，由当地在国家政策框架下制定本地的社会医疗保险实施方案。我国社会医疗保险统筹层次低，职工医保和居民医保大部分是地市级统筹，而新农合的统筹层次更低，往往以县区为单位，使得我国社会医疗保险覆盖人口被分割。为了满足各自不同的制度安排，不同的统筹区域都要分别建立保险经办机构，造成基本医疗保险业务管理和经办事务上的分割，各地政府往往重复投入，造成管理成本的浪费。同时，统筹区域过小，使得保险基金风险分担的能力被削弱，各项制度下信息系统不能对接和共享，使得管理的效率大大降低。这是纵向的碎片化问题。

我国基本医疗保险的碎片化问题目前已经在解决之中。其中，横向碎片

---

① 申曙光，侯小娟. 我国社会医疗保险制度的"碎片化"与制度整合目标［J］. 广东社会科学，2012（3）：20—26.

化问题正在通过城镇居民医保和新农合的制度整合来解决，而纵向碎片化问题则正在通过提高统筹层次予以解决。在不远的将来，由于碎片化问题引起的医疗保障效率损失将越来越小。当然，由于我国幅员辽阔，地区之间发展不平衡问题短期内不可能彻底解决，因此不同地区（省级和地市级）之间的分割依然会长期存在。

因此，总体来看，经办效率和经办能力不足是主要矛盾，碎片化问题是次要矛盾。如何提高经办效率、提升经办能力就是我们改革现行医疗保障制度所需要重点考虑的问题。

第四节　经办能力问题基本解决思路

一、两种解决思路

关于如何提升医疗保障运行效率，解决我国社会医疗保险经办中出现的上述问题，其解决的思路有二：

（一）引入市场机制

让商业保险机构参与社会医疗保险的经办。其基本思路是：通过引入商业保险公司，借助商业保险高素质的人才队伍、灵活的用人机制、精细的管理水平、有效的激励手段等方面的优势，提高管理服务效率，有效降低基本医疗保险不合理医疗费用赔付，提升服务水平，并减轻政府在医疗保障运行方面的投入。其基本逻辑是：通过加强管理，降低赔付，政府无须再行投入，由保险公司进行投入，而保险公司的投入则从强化管理、降低赔付取得的收益中进行弥补，在此过程中合规参保人获得的服务得到提升，从而在不增加支出的情况下，达到三方共赢，实现"帕累托改进"。

（二）加大运行投入

即进一步加大政府对社会保险经办机构的人、财、物投入，增强社会保险经办机构的能力。认为目前这些问题主要是政府对社保经办机构投入不足造成的，只要增加足够投入，提升社保经办机构自身经办能力，医疗保障运行效率的相关问题都能迎刃而解[①]。同时，持这一观点的学者和业界人士还强烈反对在基本医疗保险经办中引入市场机制。主要理由包括两个方面：一是认为基本医疗保险属于公益性质，不能由以营利为目的的商业保险公司参与，如商业保险参与并从医保基金中获得盈余，会改变或影响基本医疗保险的公益性质或非营利性，违反社会医疗保险的基本原则[②]。二是商业保险机构能力有限，难以承担基本医疗保险运行的职责[③]。其依据就是大部分商业保险公司的健康保险业务仍然处于亏损状态[④]。

二、两种思路的比较分析

总体上，我们认为加大政府投入论是缺乏理论和实践支持的。通过加大政府投入并不能从根本上解决目前我国医疗保障体系存在的问题。加大政府投入论者反对引入市场机制的理由也是站不住脚的。表现在以下几个方面：

（一）不断加大对社保经办机构的经费投入是我国公共财政难以承受的

对我国紧张的公共财政收入来说，对社保经办机构过多的行政经费投入是难以承受的。仍以郑秉文教授的相关分析为基础，假如按照加大政府投入论者的观点，2012年就使全国社保经办机构人员规模按照合理的参保人次人均负荷比要求充足地配备到55万人，按照当年人均经费水平86022元/人/年（148.11亿/172177人）来计算，则当年需投入473.12亿元。同时，据统计，2012年度全国社会保障和就业支出总计12542亿元。则仅社保经办机构的行政运行成本就将达到全国社会保障和就业总支出的3.77%。鉴于全国社会保障和就业总支出结构较为复杂，必须考虑以下几个因素：

（1）全国社会保障和就业总支出包含中央和地方两部分，其中中央支出主要是对全国新农合、新农保的参保补助、困难人群代缴保费、贫困落后地

---

① 孟伟.论社会保险经办机构在建立城镇职工基本医疗保险制度中的作用［J］.中国卫生经济，2000（1）：25—27.

② 杨燕绥.社会保障：最大项公共品之一［J］.中国劳动保障，2006（4）：20—21.

③ 杨燕绥.大病保险的因与果［J］.中国医疗保险，2013（8）：45.

④ 沈华亮.商业保险机构经办社会医疗保险可行性分析［J］.中国医疗保险，2011（12）：64—67.

区社会保障方面的转移支付等，占总支出的比例应不低于 1/3；

（2）社保经办机构经办费用基本不涉及中央财政支出，主要是地方财政支出；

（3）就业支出与社保经办机构经办费用基本上没有关系，也应从中予以扣除；

（4）地方社会保障支出中，用于补贴新农合、新农保、困难人群保费代缴、基金亏损补贴等的金额也是比较巨大的。综合看来，保守估计加大政府投入论者理想的经费投入水平将占到地方社会保障总支出的不少于 10%。考虑到这仅仅是社保经办机构的行政运行成本，则这一水平既是不合理的，也是各级地方政府公共财政所难以承受的。其实，那些认为通过加大政府投入就能提高经办效率的观点本身就反映出观点持有者的成本意识非常淡薄。

（二）加大政府投入并不能改变官办社保经办机构固有的机制缺陷及必然导致的效率低下

虽然在一些社保经办机构经费投入过低的地方，适度增加部分投入是必要的，但对于大部分地方来讲，继续追加经费投入并不能从根本上解决目前这种经办体制的固有缺陷。对于第三节所提到的现有经办体制的三个缺陷来说，追加投入从而部分提高经办人员的工资收入，有可能在一定程度上增加社保经办机构的吸引力并招收到相对素质更高的人员，但由于提高工资收入仍然要受到公益性事业单位的薪酬福利制度限制，这种提高也必然是有限的。除此之外，人员工作积极性不高、成本意识淡薄是所有公立机构的固有通病，绝不可能因为投入的增加而得到根本性改变。投入的增加只能解决履行职能所必需的设备和物质保障问题，但决定工作效率最根本的是人的因素。人的积极性调动不起来，工作效率问题是难以得到真正解决的。相反的，由于经费投入的增加，反倒有可能进一步降低他们的成本意识，造成更大的资源浪费和效率损失。强化政府职能根本不是解决当今中国医疗保障及其他各类问题的出路。

（三）加大政府投入并不一定就能同时带来能力的提升和效率的提高

我国学者张仲芳 2013 年运用 DEA-Tobit 两阶段分析模型对 1998—2011 年 14 年间我国的政府卫生支出效率进行了研究。虽然他所研究的政府卫生支出是包括医疗卫生服务支出、医疗保障支出和行政管理事务支出（含医疗保险管理事务支出）等在内的综合性概念，但在目前尚无更精确的单独针对医疗保险管理事务支出效率研究的情况下，关于政府卫生支出总体效率的研究结论在很大程度上应该也可以作为参考。他用政府卫生支出综合技术效率（反映总体效率状况）、纯技术效率（反映纯受管理和技术等因素影响的效率水平）、规模效率（反映实际规模与最优规模的差距）三个指标来衡量不同地区政府卫生支出的效率情况[1]。从人均政府卫生支出来看，总体上东部地区最高，中部次之，西部最低。但是，14年来东、中、西部的综合技术效率情况如下：

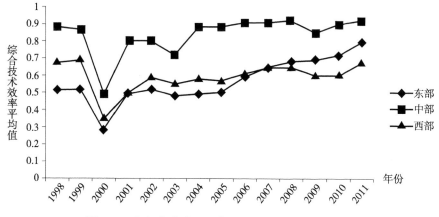

图4-1　各年度分地区政府卫生支出的综合技术效率

从图4-1可以看出，政府卫生支出综合技术效率最高的是中部地区。而人均政府卫生支出最高的东部地区，大部分时间中综合技术效率都是最低的（甚至低于西部地区）。纯技术效率和规模效率也呈现出类似的分布规律。

从单个省级行政单位来看，我们分别看一下人均政府卫生支出最高的上海、北京和人均政府卫生支出最低的河南、山东的效率情况[2]。张仲芳对31个省级行政区划单位三个方面效率1998—2011年14年中的历年平均值进行了比较。结果如表4-3：

①　张仲芳.全民医疗保障与医疗卫生公共投入研究［M］.北京：经济科学出版社，2013：86—92.
②　张仲芳.全民医疗保障与医疗卫生公共投入研究［M］.北京：经济科学出版社，2013：67—69.

表4-3 相关省市效率指标排名情况

	北京	上海	河南	山东
综合技术效率排名	31	30	4	9
纯技术效率排名	30	31	4	1
规模效率排名	25	23	17	22
人均政府卫生支出排名	1	2	30	31

可见，从单个省级行政单位的角度，人均政府卫生支出较高的省份，其效率排名也与支出水平并不一致，甚至存在很大的反差。

总之，从实践情况来看，政府卫生投入水平（包括医疗保险管理事务支出水平）的增长并不必然带来各方面效率的提高。认为通过加大政府投入就能带来能力的提升和效率的提高，这已为我国的实践证明是站不住脚的。

（四）商业保险公司的营利性并不必然影响基本医疗保险的公益性

至于有人认为医疗保障制度引入市场机制会影响基本医疗保险公益性的观点，是混淆了医疗保障制度和医疗保障运行的关系。我们说基本医疗保险要遵循公益性，是从制度层面和内在属性来说的，是指对于参保人员来说，医疗保障带有公共物品的性质，尤其要强调保证其可及性和公平性。而由谁来具体运行，则是一个执行层面和形式属性的问题，是在保证基本医疗保险可及性和公平性（即所谓公益性）前提下选择效率更高的运行主体的问题。运行主体是否营利性质，与基本医疗保险的公益性之间没有必然的直接联系。只要目标设定明确、监督考核到位，完全可以在引入市场机制、提高运行效率的同时，继续确保基本医疗保险的公益性[①]。

（五）商业保险机构的能力和经验通过实践是完全可以不断积累和培养的

商业保险机构健康保险业务之所以大部分亏损，主要是由于我国不规范的医疗卫生市场造成的，商业保险机构自身又缺乏行政强制力的配合，更难以控制来自医疗环节的各种风险。这也正从一个侧面说明了商业保险机构有

---

① 杨星.商业健康保险参与社会医疗保障体系管理和服务的国际经验与思考［J］.中国保险，2009（11）：54—59.

很强的动力与政府进行合作。至于商业保险机构管理能力、经验不足，主要还是由于我国商业健康保险发展还不够成熟，实践经验丰富的人才缺乏等。但这些都是应该通过市场培育在实践中逐渐提高的能力。从我国医疗保险长期可持续发展来看，摒弃社会医疗保险经办机构独家垄断的局面，引入商业保险机构参与基本医疗保险经办，必然能够使商业保险机构在实践中尽快提高其经办能力、丰富其经办经验。从目前中国医疗保险发展的趋势看，商业保险机构具有灵活的机制、专业的基础、优秀的人才和先进的技术（如精算）等，将其优势运用于基本医疗保险管理实务，必然能够与政府社保经办机构一起提高基本医疗保险经办效率[1]。

反之，如能在基本医疗保险经办过程中引入市场机制，则能借助商业保险公司的机制优势、人才优势、技术优势等，有效克服官办社保经办机构的固有缺陷，大大提升基本医疗保险的经办效率和管理能力，解决目前我国医疗保障制度中存在的主要问题。

---

① 朱铭来.论商业健康保险在新医疗保障体系中的地位［J］.保险研究，2009（1）：70–76..

第五章　我国医疗保障制度引入市场机制的探索

第一节 政策演进历程

总体来看，在政策层面，对于引入市场机制，从我国建立基本医疗保险制度开始，在认识上存在一个逐渐深化的过程，在态度上有一个从允许尝试到鼓励推广的过程，在准入领域上有一个从基本医疗保险以外的补充医疗保险到基本医疗保险自身经办的过程。这一过程目前还在继续深化之中。

一、第一阶段：医疗保险制度初创期

1998 年 12 月，国务院出台了《关于建立城镇职工基本医疗保险制度的决定》（国发〔1998〕44 号），以下简称《通知》，正式建立城镇职工基本医疗保险制度。《通知》明确职工基本医保"起付标准以上、最高支付限额以下的医疗费用，主要从统筹基金中支付，个人也要负担一定比例。超过最高支付限额的医疗费用，可以通过商业医疗保险等途径解决"，为商业保险力量参与国家医疗保障体系建设提供了最初的制度依据[①]。

2002 年底，中共中央、国务院下发《关于进一步加强农村卫生工作的决定》（中发〔2002〕13 号），正式提出建立和完善农村合作医疗制度和医疗救助制度，到 2010 年基本覆盖农村居民，并提出"经济发达的农村可以鼓励农民参加商业医疗保险"[②]。

2007 年，国务院制定《关于开展城镇居民基本医疗保险试点的指导意见》（国发〔2007〕20 号），以下简称《指导意见》，开展城镇居民基本医疗保险试点，并明确到 2010 年在全国全面推开。《指导意见》明确"城镇居民基本医疗保险基金用于支付规定范围内的医疗费用，其他费用可以通过补充医疗保险、商业健康保险、医疗救助和社会慈善捐助等方式解决"[③]。

---

① 国务院：关于建立城镇职工基本医疗保险制度的决定，国发〔1998〕44 号。
② 中共中央、国务院：关于进一步加强农村卫生工作的决定，中发〔2002〕13 号。
③ 国务院：关于开展城镇居民基本医疗保险试点的指导意见，国发〔2007〕20 号。

这一时期，政策文件在引入市场机制方面，主要是通过明确基本医疗保险和商业保险各自保障范围，划分政府和市场边界。但在实践中，为了解决新型农村合作医疗制度推广建设中面临的政府经办队伍不足、专业能力不够、经办服务费用高、系统信息化水平低等现实困难，河南新乡、江苏江阴等地方逐步开始探索引入商业保险公司参与新农合经办管理服务。

其间，时任国务院副总理吴仪在 2005 年全国新型农村合作医疗试点工作会议上指出"东部地区可进一步加快步伐，有条件的可积极进行建立社会医疗保障制度或开展商业医疗保险的探索"。2006 年，卫生部等七部委联合下发《关于加快推进新型农村合作医疗试点工作的通知》，要求"支持保险公司参与合作医疗业务服务的试点"[1]。同年，国务院颁布了《国务院关于保险业改革发展的若干意见》（即业界著名的"国十条"），要求"积极探索保险机构参与新型农村合作医疗管理的有效方式，推动新型农村合作医疗的健康发展"[2]。

二、第二阶段：新医改多层次医疗保障体系建设期

2009 年，中共中央、国务院出台《关于深化医药卫生体制改革的意见》（中发〔2009〕6 号），以下简称《医改意见》，启动新一轮医疗卫生体制改革，提出要加快建立和完善以基本医疗保障为主体，其他多种形式补充医疗保险和商业健康保险为补充，覆盖城乡居民的多层次医疗保障体系。《医改意见》中明确提出要"积极发展商业健康保险"，"在确保基金安全和有效监管的前提下，积极提倡以政府购买医疗保障服务的方式，探索委托具有资质的商业保险机构经办各类医疗保障管理服务"[3]。这是我国第一次从国家政策层面提出引入市场机制参与社会医疗保障管理服务，为商业保险公司参与基本医保经办管理提供了政策依据。

2011 年 4 月，卫生部、民政部、财政部联合下发《关于做好 2011 年新型农村合作医疗有关工作的通知》（卫农卫发〔2011〕27 号），要求"鼓励各地在规范有序、强化监管的基础上，委托具有资质的商业保险机构开展

---

① 卫生部等七部委：关于加快推进新型农村合作医疗试点工作的通知［Z］.2006.
② 国务院：关于保险业改革发展的若干意见［Z］.2006.
③ 中共中央、国务院：关于深化医药卫生体制改革的意见［Z］.中发〔2009〕6 号.

新农合经办服务"，并"鼓励有条件的地区依托商业保险机构的统一经办平台，积极探索建立补充性医疗保险"。同时，明确规定"不得将基金用于支付商业保险机构的经办管理费用"①。

2012 年 4 月 11 日，卫生部、保监会、财政部和国务院医改办 4 部门联合发布《关于商业保险机构参与新型农村合作医疗经办服务的指导意见》（卫农卫发〔2012〕27 号，以下简称"27 号文"），要求充分认识商业保险机构参与新农合经办服务的重要意义，明确了商业保险机构参与新农合经办服务的基本原则、准入条件、服务管理要求等。"27 号文"是对《医改意见》的贯彻落实，也是对地方引入商业保险参与新农合经办管理服务探索实践的认可和肯定，有力激发和促进了商业保险参与基本医保经办，服务多层次医疗保障体系建设②。

2012 年 8 月 24 日，针对基本医保实际保障比例有限，重大疾病患者基本医保报销后个人经济负担仍然较重的问题，国家发改委、卫生部、财政部、人力资源保障部、民政部和保监会 6 部门联合下发《关于开展城乡居民大病保险工作的指导意见》（发改社会〔2012〕2605 号，以下简称《大病意见》），要求各地政府针对城乡居民重大疾病经济负担，通过从城镇居民医保基金、新农合基金中划拨保险基金，采取向商业保险机构购买大病保险的方式，开展城乡居民大病保险，对城镇居民医保、新农合补偿后需个人负担的合规医疗费用给予保障，并要求实际报销比例不低于50%③。不同于以往医疗保险制度建设，城乡居民大病采取政府筹资主导、商业保险承办的模式，实现了政府与市场在社会医疗保障领域的有机结合，政府转变职能、创新管理服务方式，在社会保险公共管理服务领域引入市场机制，探索政府购买服务、创新管理方式的重要尝试和机制创新。

这一时期，以新一轮医药卫生体制改革的强力推进为主线，新型农村合作医疗和城镇居民基本医疗保险在全国范围内建立，逐步建立了覆盖全民的基本医疗保障制度。期间，越来越多的地区在自身经办力量不足的情况下，加快

---

① 卫生部、民政部、财政部：关于做好 2011 年新型农村合作医疗有关工作的通知〔Z〕.卫农卫发〔2011〕27 号.

② 卫生部、保监会、财政部和国务院医改办：关于商业保险机构参与新型农村合作医疗经办服务的指导意见〔Z〕.卫农卫发〔2012〕27 号.

③ 国家发改委、卫生部、财政部、人力资源保障部、民政部和保监会：关于开展城乡居民大病保险工作的指导意见〔Z〕.发改社会〔2012〕2605.

引入商业保险公司参与新农合经办管理服务，产生了河南洛阳、北京平谷等一些典型模式，使得政府对商业保险参与社会医疗保障制度建设有了更加深刻的理解和认识，并在政策上形成突破性进展。另一方面，广东湛江、江苏太仓等地区为了提高人民群众医疗保障水平，在基本医疗保险基础上，由政府主导探索引入商业保险机构开展大病补充医疗保险取得明显成效，得到国务院领导和医改办等部门的认可，推动了国家《大病意见》的出台和大病保险制度的建立。《大病意见》的出台，为商业保险机构参与社会医保核心领域开辟了渠道，标志着社会医疗保障制度引入市场机制在制度层面取得突破。

三、第三阶段：基本医保管理体制改革期

2013 年 9 月，国务院出台《关于促进健康服务业发展的若干意见》（国发〔2013〕40 号，以下简称《健康服务业意见》），进一步提出要积极发展健康保险，大幅度提高商业健康保险支出占卫生总费用的比重，形成较为完善的健康保险机制。《健康服务业意见》明确提出要"鼓励以政府购买服务的方式委托具有资质的商业保险机构开展各类医疗保险经办服务"[1]。

2013 年 11 月 12 日，中共十八届三中全会通过的《中共中央关于全面深化改革若干重大问题的决定》（以下简称《决定》），明确提出要"使市场在资源配置中起决定性作用"，"推广政府购买服务"[2]。

2014 年 8 月 13 日，国务院发布《关于加快发展现代保险服务业的若干意见》（国发〔2014〕29 号），也就是著名的"新国十条"，明确提出要让商业保险逐步成为社会保险市场化运作的积极参与者，要求"积极探索推进具有资质的商业保险机构开展各类养老、医疗保险经办服务"，并要求商业保险"按照全面开展城乡居民大病保险的要求，做好受托承办工作"。此外，"新国十条"鼓励政府通过多种方式购买保险服务，明确"政府可以委托保险机构经办，也可以直接购买保险产品和服务"[3]。随后，安徽省于 2015 年出台《深化医药卫生体制综合改革试点方案》，探索引入商业保险承办城乡居民医保事务。

---

① 国务院 . 关于促进健康服务业发展的若干意见 [Z]. 国发〔2013〕40 号 .

② 中共十八届三中全会 . 中共中央关于全面深化改革若干重大问题的决定 [Z].

③ 国务院 . 关于加快发展现代保险服务业的若干意见 [Z]. 国发〔2014〕29 号 .

2016 年 1 月 12 日，国务院印发《关于整合城乡居民基本医疗保险制度的意见》（国发〔2016〕3 号，以下简称《整合意见》），首次提出要推进基本医保"管办分开"，"鼓励有条件的地区创新经办服务模式，在确保基金安全和有效监管的前提下，以政府购买服务的方式委托具有资质的商业保险机构等社会力量参与基本医保的经办服务"①。

2016 年 4 月 21 日，国务院办公厅转发《深化医药卫生体制改革 2016 年重点工作任务》（国办发〔2016〕26 号），明确提出"支持具有资质的商业保险机构等社会力量参与各地基本医保经办服务"②，显示出国家对商业保险机构参与基本医保经办的态度首次从"鼓励"转向"支持"。

2016 年 11 月，《国务院深化医药卫生体制改革领导小组关于进一步推广深化医药卫生体制改革经验的若干意见》提出"在确保基金安全和有效监管的前提下，以政府购买服务的方式委托具有资质的商业保险机构等社会力量参与基本医保经办服务，承办城乡居民大病保险，引入竞争机制，提高医保经办管理服务效率和质量"③。

2017 年 1 月 9 日，国务院正式发布《"十三五"深化医药卫生体制改革规划》（国发〔2016〕78 号，以下简称《"十三五"医改规划》），对"十三五"期间医药卫生体制改革工作进行全面规划部署。《"十三五"医改规划》在医保制度改革方面，提出要"围绕资金来源多元化、保障制度规范化、管理服务社会化三个关键环节，加大改革力度"，"在确保基金安全和有效监管的前提下，以政府购买服务方式委托具有资质的商业保险机构等社会力量参与基本医保的经办服务，承办城乡居民大病保险。"④。

这一时期，在全面深化改革，国家明确要"使市场在资源配置中起决定性作用"和转变政府职能，加大政府购买公共服务力度的宏观政策背景下，城乡居民大病保险制度全面建立，城乡居民基本医疗保险制度基本实现整合，政府和社会对商业保险服务国家多层次医疗保障体系建设的作用越来越认同，国家对在社会医疗保障制度引入市场机制的政策支持力度、频度不断

① 国务院：关于整合城乡居民基本医疗保险制度的意见〔Z〕. 国发〔2016〕3 号.
② 国务院办公厅. 深化医药卫生体制改革 2016 年重点工作任务〔Z〕. 国办发〔2016〕26 号.
③ 中共中央办公厅、国务院办公厅. 国务院深化医药卫生体制改革领导小组关于进一步推广深化医药卫生体制改革经验的若干意见〔Z〕.
④ 国务院."十三五"深化医药卫生体制改革规划〔Z〕. 国发〔2016〕78 号.

加大，对商业保险机构参与基本医保经办政策从之前的"鼓励"向"支持"发展，并明确提出了推进基本医保"管办分开"，形成多元经办、多方竞争新格局的改革方向和目标。

第二节　几种典型模式

经过十几年的探索，各地在实践中逐渐形成了基本医疗保险引入市场机制的四种典型模式。其中，商业保险公司直接参与基本医疗保险经办的模式有三种，即委托管理模式、全额保障模式、共保联办模式；间接参与基本医疗保险经办的模式一种，即大病保险模式[①]。

一、委托管理模式

（一）典型案例

委托管理模式的典型代表是中国人寿保险公司参与的新乡模式、洛阳模式和太平洋保险公司参与的江阴模式。

1. 中国人寿参与的新乡、洛阳模式

（1）新乡模式

2003年，新乡市启动新型农村合作医疗试点，在各县（市）卫生局增设新农合管理办公室，负责新农合基金的监督管理及具体事务经办。但运行不久，即发现政府承担具体经办事务面临制度运行成本太高，经办人员编制不足两大问题。为此，市委市政府决定借鉴当地与中国人寿合作开展重点优抚对象住院医疗保险和城镇低保对象住院医疗保险的经验做法，尝试将新农合基金管理服务委托给政府部门以外的第三方组织来承担。2004年4月，新乡市政府正式确定将8个试点县（市）的新农合基金审核结算等工作委托中国人寿经办，开始了以"管办分离"为主要特征的新农合"新乡模式"的探

---

① 丁少群，许志涛，薄览.社会医疗保险与商业保险合作的模式选择与机制设计［J］.保险研究，2013（12）：58—64.

索。目前，新乡市已经在 13 个县（区）开展了新农合经办业务，覆盖人群
438.6 万人。其主要做法概括起来就是，政府组织引导，职能部门监督管理，
中国人寿承办业务，定点医疗机构提供服务。根据双方协议，新乡市政府成
立专门机构，负责新农合的组织领导、宣传和发动工作。中国人寿负责基金
管理运营，具体包括审核新型农村合作医疗基金交费清单、建立新型农村合
作医疗专用账卡，编审支付手续，审核补助，管理基金等。中国人寿在新乡
12 个县（市）、区分别成立服务中心，157 个乡镇定点医疗机构设立服务站，
配备专职人员和电脑设备，受理乡级和县级定点医疗机构住院的参合农民报
销业务。新乡市政府按基金总额 1% 的比例支付中国人寿保险新乡分公司管
理费用。由政府成立的各县市新农合监督管理办公室指定相关医疗机构作为
参保农民就医的定点医疗服务机构。市、县市新型农村合作医疗监督管理办
公室为监督管理机构[1]。

（2）洛阳模式

从 2006 年底开始，洛阳市政府也开始与中国人寿合作开展新农合基本
医疗保险经办。随后，又进一步将双方合作拓展到城镇居民基本医疗保险和
城镇职工基本医疗保险。到 2009 年，中国人寿在洛阳承担的经办业务已经
涵盖所有基本医疗保障项目，形成了城镇职工、城镇居民、新农合、城乡医
疗救助的一体化委托经办管理，每年为洛阳市 400 多万城乡群众提供医疗保
障服务，占全市人口近 70%。

洛阳模式下运行机制与新乡模式基本一致。市财政每年按其承办县
（区）1.1 元 / 参合农民的标准（2007 年按 0.75 元 / 参合农民的标准支付，城
镇居民基本医保按基金总额 1%）按季度向该公司支付委托管理费用。与新
乡相比有所创新的是，政府保留委托管理费用的 10% 作为保险公司的履约
保证金[2]。政府建立考核机制，对商业保险经办服务实行指标考核，按其履约
情况和卫生、财政、审计等部门的年度考核结果返还履约保证金[3]。

2. 太平洋保险参与的江阴模式

2001 年，江阴市政府在启动新农合制度时，经认真研究，决定引入太平

---

① 高广颖，常文虎，韩优莉.商业保险机构参与新农合经办的条件与对策——基于 6 个典型地区的调研
[J].中国卫生政策，2013（5）：44—49.

② 梁曦.浅论新农合商业保险运行机制的构建——对"洛阳模式"的研究[J].财经界，2014（1）：
96—102.

③ 陈维良.基本医保委托管理"洛阳模式"剖析[J].中国医疗保险，2011（4）：63—64.

洋寿险公司江阴支公司对新农合进行专业化管理，当年就承担了 80.1 万参保农民的管理服务工作。其主要做法是：江阴市政府和太平洋寿险公司江阴支公司合作，将新型农村合作医疗制度运营主体的功能分为"征、管、监"，实现新农合业务的"管办分开、专业运营"。政府依法与商业保险公司签订契约，明确双方的权利、责任、义务和相关违约惩处机制。江阴市政府作为新农合制度主导方和管理方，负责政策制定和保费收缴，同时对新型农村合作医疗制度的各方当事者的行为进行监管和规范。太平洋寿险公司江阴支公司作为受托经办方，充分发挥其专业优势，对江阴新农合的征缴补偿标准进行测算，协助政府拟订了合理的征缴补偿标准和办法，接受委托运营管理新农合医疗基金，并成立新农合业务管理中心，按照江阴市农村医疗保障政策、制度和方案提供专业经办管理和服务，为参保群众提供医疗费用审核和结报服务。保险公司不承担基金赤字的风险，也不享受基金的节余收益，保险公司的管理费用由地方财政另外支付。卫生部门和审计部门代表政府负责对运行过程进行监督。在服务管理内容上，太平洋寿险公司建立了专门的结报服务管理平台；协助政府对定点医疗机构和医生的行为进行管理，降低不合理医疗费用支出；建立专家远程会诊系统等 ①。

（二）主要特征

委托管理模式下政府通过购买服务，将基本医疗保险业务委托保险公司经办管理，实现基本医保管理与具体经办的分离。其主要特征是：政府主办，保险公司只提供具体经办服务，不承担风险保障责任，基本医疗保险基金盈亏与保险公司无关。政府向保险公司支付固定数额或固定比例的经办管理费并由财政额外支付（不从基金中列支）。为了加强对保险公司经办管理服务的监管，一些地区设立了考核指标，实行管理费与考核成绩（包括费用管控水平）挂钩的政策，或者收取服务保证金，根据考核情况决定是否全额返还。

（三）运行情况和成效

在商业保险直接参与基本医疗保险经办的三种模式中，委托管理模式是

① 高广颖，常文虎，韩优莉.商业保险机构参与新农合经办的条件与对策——基于 6 个典型地区的调研 ［J］.中国卫生政策，2013（5）：44—49.

当前最主要、最普遍的形式。根据保监会统计数据显示，2010—2015年，保险业累计受托管理基本医保基金约380亿元。累计受托管理新农合基本医保基金覆盖市县数从2010年的104个增加至2015年的165个；累计受托管理城镇基本医保基金（包括城镇职工基本医保和城镇居民基本医保）覆盖市县数从2010年的70个增加至2015年的82个。到2015年，商业保险公司以委托管理模式参与各地基本医疗保险管理服务覆盖市县数共达到247个，受委托管理基金规模达到80.3亿元。

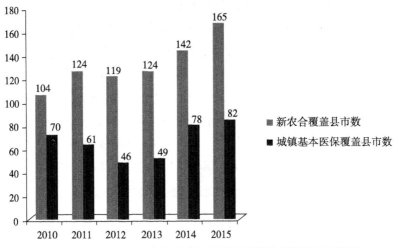

图5-1　2010—2015年保险业经办基本医保业务覆盖县市情况

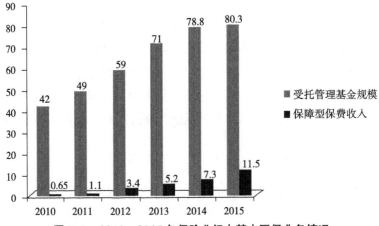

图5-2　2010—2015年保险业经办基本医保业务情况

各地在医疗保障制度中以委托管理方式引入商业保险机制取得了一定的

成效。

一是减轻了政府负担，降低了经办成本。根据新乡市政府测算，每年预计为政府至少节省开支 800 万元左右。洛阳当地政府节省编制近 100 人，每年节约经办管理费用 400 多万元。江阴市政府通过引入商业保险公司经办管理，政府没有增加一个编制，大大降低了经办管理成本，相比政府直接经办减少了财政支出 60% 左右[①]。

二是提高了办事效率，提升了服务水平。如新乡依托商业保险公司的信息技术优势，优化结算报销流程，缩短报销时间，实现了"一站式"即时结算，费用报销时间从过去的 7~10 天缩短为 30 分钟左右。洛阳利用中国人寿的服务网络和多险种一体化经办平台，实现了新农合、城镇居民、城镇职工等多种业务在市、县、乡三级医院的直补和参保群众异地就医结算功能，大大提高了经办服务的便利性，增加了群众的满意度。江阴引入太平洋保险公司经办新农合 10 年来，财政审计部门每年审计无一元基金差错，监管方和参保群众无一例结报异议，累计 68 万住院人次中仅出现 2 人投诉。

三是提高了审核水平，降低了不合理赔付。如中国人寿洛阳分公司在经办管理过程中成立专业驻院代表队伍，并与全市 171 家定点医院实现信息系统联网，对医院诊治行为进行实时监控。同时优化医药费用报销方式和结算流程，强化对不合理医疗收费的监管。数据显示 2009 年城镇居民医保委托商业保险经办后，人均医疗费用支出较 2008 年委托经办前同比降低 540 元，降幅达到 24.77%[②]。江阴通过发挥商业保险公司专业审核技术优势，有效控制医疗费用不合理支出，2005—2012 年，江阴新农合参合人员次均住院费用增长率基本上控制在 4% 以内，比全国同期平均水平低 10 个百分点，次均住院费用同口径比临近地区低 1000 元以上。

二、全额承保模式

全额承保模式在基本医保领域目前尚无成熟的典型模式。最早由中国人民健康保险股份有限公司（以下简称"人保健康"）在浙江建德进行尝试。

---

① 江苏省医疗保险优秀论文汇编（2008）[C]，江苏省医疗保险研究会编印．
② 杨江蓉，张 玲，洛阳市"五险合一"模式中社保服务体系的创新 [J]，粮食流通技术，2014（3）：45—47.

浙江建德也成为全额承保模式的典型代表①。

（一）典型案例——建德模式

建德由于历史造成的国有企业离退休人员较多，医疗费用支出负担一直较重，2003—2009 年建德市城镇职工医保基金连续 7 年出现赤字，并呈快速增长态势。至 2010 年 7 月底，职工大病医保基金累计赤字已达 4178 万元。2010 年 8 月建德市社会保险管理中心首先与人保健康浙江分公司正式签署了合作协议，为全市参保职工提供大病保险，并由人保健康在承保大病保险的过程中帮助政府控制基本医疗保险不合理赔付。在此基础上，2011 年底建德市社会保险管理中心与人保健康浙江分公司正式签署了《建德市城乡居民基本医疗保险合作协议》，双方自 2012 年起开展城乡居民基本医疗保险合作，由人保健康浙江分公司以全额承保的合作模式承办城乡居民基本医疗保险，当年承保人数 33 万人，基金（保费）规模 1.56 亿。

其主要做法是：政府负责制定医疗保险政策、制度和保费筹集，同时由社保部门代表政府和人保健康通过建立联合办公机制，共同开展日常经办管理。社保部门主要负责部分出院病人的网络审核及查实的违规问题查处。人保健康主要负责参保人在院期间的过程监控、服务窗口的基础服务和医疗审核。社保部门向人保健康开放医保系统，提供每日在院病人的医疗费用明细，供人保健康审核。人保健康依托专属业务系统及相关内部预警筛查系统、结合人工审核综合判断锁定可疑就诊案例，然后交当地驻点人员（针对本地住院病人）、异地巡查人员（针对转诊杭州市区医院病人）实地核实相应诊断依据，对查实确有违规的案例提交社保部门查处。

（二）主要特征

基本医疗保险的全额承保模式，实际上与荷兰模式即强制私营健康保险比较类似。其主要特点有二：

一是政府主导，政府仍然是保障制度的主导者、组织者和规章制定者，负责制度的设计、政策的调整、资金筹集、经办管理监督管理等；

二是保险公司专业经营、自负盈亏，管理服务工作和基金全部盈亏风险

---

① 中国人民健康保险股份有限公司内部业务资料。

都由保险公司承担。

（三）运行情况与成效

全额承保模式与委托管理模式相比，出现得较晚。从目前来看，在全国范围内进行实践的也相对较少。2010-2015 年，商业保险公司以全额承保模式参与基本医疗保险业务形成的保费收入累计约 29 亿元，其中 2015 年度为 11.5 亿元。从全额承保模式涉及的地区来讲，先后共覆盖过 92 个县市。从取得的成效来看，以浙江建德为例，通过引入事前、事中、事后三位一体的风险管控机制，人保健康浙江分公司承保建德市城镇职工大病项目后，参保患者人均医疗费用增长得到有效控制，从合作前的 18.3% 下降到 2011 年、2012 年的 -3.3%、1.2%，一度取得较好经营成效。但随着城乡居民基本医保承保，业务规模显著增大，在种种因素的影响下，从 2012 年起连续几年出现大幅度亏损，保险公司难以为继，经与建德市政府协商，将城乡居民基本医保项目由全额保障型承保转为委托经办管理，保险公司不再承担基金经营风险[①]。这种情况在其他采取全额承保模式的地区也较为普遍。

三、大病保险模式

大病保险模式是当前我国政府最为认可并以中央政府政策广泛进行推广实施的医疗保障引入市场机制的模式。但是，这种模式下商业保险机构并没有直接参与基本医疗保险，而是通过承保补充性的大病医疗保险间接参与的。大病保险模式以湛江模式、太仓模式为代表，均由当地政府与人保健康合作开展，已经在全国全面推广实施。

（一）典型案例

1. 湛江模式

2004 年以来，湛江市相继实施新型农村合作医疗保险和城镇居民基本医疗保险，新农合由卫生部门管理，县办县统筹，城镇居民医保由劳动保障部门管理、实行市级统筹，两套体系各自运行，很大程度上带来行政资源的

---

① 中国人民健康保险股份有限公司内部业务资料。

浪费，并严重影响了管理服务水平的提升和保障水平的提高。2009年，湛江市委市政府启动城乡居民医保一体化改革，将城镇居民医保和新农合医保并轨运行，同时创新经办管理机制，将基本医保个人缴费部分的15%用于购买大病保险，使居民个人在缴费不变的情况下，享受的最高报销限额从2009年的3万元逐步提高到16万元，即由人保健康承保基本医疗保险封顶线以上3万元~16万元部分。2012年起，湛江市委市政府与人保健康再合作，通过建立大病保险制度，对参保群众个人自负超过2万元的医疗费用给予进一步保障。目前，湛江城乡居民大额补充和城乡居民大病保险两者合并，总计参保630多万人，保费规模已经达到3.14亿元 [①]。

"湛江模式"的核心内容包括以下几个方面：

一是政府推行管理制度、筹资标准、待遇标准、服务规程"四个统一"，构建居民参保、待遇不分城乡，住院就医结算全市一证通的均等化医保大格局，并实现两保制度合一，在人保健康帮助下统一归口人社部门管理。

二是按照"政府主导、专业经办、基本 + 补充"的原则，引入人保健康参与城乡医保统筹管理，并创造性地从个人缴费中按人均12.1元标准划出一部分资金建立城乡居民大额补充保险，以保险合同的形式交由人保健康经营，对患者个人报销超过3万元以上、16万元（二档18万元）以下的费用进行补偿，放大医保统筹基金使用效能，提高患者保障水平。2012年，又通过建立大病保险制度，对参保群众个人自负超过2万元的医疗费用给予进一步保障，将最高保障额度提高到30万元~50万元，显著提高参保居民保障水平。

三是依托人保健康专业技术优势，将医疗风险管控深入到医疗服务的各个环节，提高社会医疗保险的管理效率和服务水平。人保健康通过组建专业化管理服务队伍，开发建设社保一体化管理服务平台和医疗费用审核系统，与社保部门开展全流程联合办公，为参保群众提供包括政策咨询、业务受理、医院网络监控、医疗巡查、医疗费用清单审核与结算支付、统计分析以及整理归档等内容的系列管理服务工作 [②]。

---

① 马建忠.医保"湛江模式"升级［N］.南方都市报，2015-09-17.
② 李宁怿.大病医保模式研究——以湛江模式为例［D］.对外经济贸易大学，2015：53—59.

2. 太仓模式

2008 年，太仓市就以新型农村合作医疗制度为基础，实行城乡居民医保统筹全面并轨，统一缴费标准、政府补贴和医保待遇，基本医保的保障水平较高，但仍然面对医保统筹基金结余规模过大、职工和居民保障水平差异大和大病患者个人负担较重等问题，因病致贫、返贫的现象仍有发生。为了有效解决这些问题，太仓市人社局决定引入商业保险公司提供管理手段和对大额住院自付医疗费用进行补充保险。2011 年 7 月 12 日，人保健康成功中标太仓大病保险项目，以保险合同方式承保，覆盖人群 51.76 万。太仓模式运行 5 年多来，运行稳定持续，参保人数从 52 万人上升至 56 万人，项目运行年度赔付率持续稳定在 85% 左右，开创了多方共赢和保本微利的良好局面①。

其主要做法是：太仓医保部门从医保（包括职工医保和城乡居民医保）统筹基金结余中按职工每人每年 50 元、居民每人每年 20 元的标准，购买人保健康的大病保险，并一次划入筹资的 95%（其余 5% 经年度考核后予以划转）。人保健康在承保大病保险的同时，提供专业医保经办服务。大病保障方案由双方按照"差异性缴费、公平性待遇、倾斜性补偿"的原则共同设计，职工和城乡居民享受相同的报销标准。与湛江模式中保险公司按照总医疗费用超过封顶线部分进行赔付不同，太仓是对个人自己承担的年度医疗费用超过 1 万元部分，按照累进原则（53%~82%）进行报销，总报销额度不受限制。补偿范围为患者实际发生的医疗费用，包括政策范围内的自费部分、目录外自费部分等。在具体经办管理上，人保健康发挥了以下作用：第一，建立一体化的专业经办管理队伍（2011 年 15 人），与政府医保中心进行合署办公，按照"政府主导、联合办公、专业运作、便捷服务"的方式，对城乡居民的基本医保和大病保险提供一体化的经办服务，开展费用审核、医疗巡查、床前走访、政策咨询等各项工作。第二，建立一体化结算平台，在社保办公大厅设立服务窗口，同时为参保群众提供基本医保和大病保险"一站式"结算服务。第三，建立一体化监管机制，联合医保中心对医疗机构进行定期巡查，加强就医前和医中巡查管控②。

---

① 中国人民健康保险股份有限公司内部业务资料。

② 郑秉文.一个具有生命力的制度创新——大病保险"太仓模式"分析［J］.行政管理改革，2013（6）：21-25.

（二）主要特征

大病保险模式本质上是商业保险公司以承保大病保险为切入点，出于控制大病保险赔付的目的，将管理和服务向前延伸、拓展到基本医疗保险领域，协助政府提升基本医疗保险管理服务水平①。

（1）政府从基本医疗保险费中切出一块给保险公司（湛江）或者从基金结余中拿出一部分作为保险费交给保险公司（太仓），建立大病医疗保险，集体向保险公司投保，保障责任为对基本医疗保险封顶线以上部分（湛江）或者个人自负费用超过一定额度的部分（太仓）予以一定比例的报销。

（2）保险公司配备专门队伍，在负责大病医疗保险理赔的同时，与社保机构实行合署办公，协助社保机构在基本医疗保险审核、巡查、结算等方面承担部分职责。

（3）保险公司对基本医疗保险的盈亏不承担责任，但基本医疗保险的运行结果会对大额医疗保险产生直接影响。

（4）在同一地区基本上只选择一家保险公司合作，只有极个别地区同时选择几家保险公司同时参与（如昆明）。

（5）保险公司的选择往往采取招投标的方式进行。

（三）运行情况与成效

2012年国家发改委等六部门联合下发通知以后，目前城乡居民大病保险制度已经在全国31个省（区、市）全面建立，大病保险制度覆盖人口达到10.5亿，基本实现全面覆盖，取得了明显的成效：

一是参保群众医疗费用负担大幅度减轻。如湛江人均住院费实际报销比例从2008年的42%提高到2014年的68%，最高支付限额从3万元（二档5万元）提高到了30万元（二档50万元）。截至2015年底，太仓大病保险累计为1.5万名大病患者提供补偿，其中发生医疗费用累计10万元以上的患者有2894人，城镇职工和城乡居民住院医疗费用实际报销比例分别提升了6.07和12.2个百分点。

二是大幅降低了政府行政成本。如湛江据测算相比政府直接经办管理，社保部门减少配置700多人，加上信息系统建设等投入，累计减少政府经办

---

① 朱胜进.中国医疗保障制度创新研究［M］.浙江：浙江工商大学出版社，2009：81—82.

管理相关投入 5000 多万元。

三是保险公司与社保部门联合办公、住院巡查和费用审核，规范医疗服务行为，加强医疗监管，降低医保基金不合理支出，提高医保资金利用效率。如湛江仅 2013 年度对定点医疗机构就诊病例核查，就清算出可疑病历 62526 份，涉及可疑违规金额 318.12 万元。太仓市基本医疗保险自引入人保健康承保大病保险后，住院次均医疗费用增长率从 2011 年的 14.08% 降到 2012 年 –0.58%。

四是实现了职工与城乡居民之间的互助共济，提升了医保制度的公平性。人保健康研究提出的"差异性缴费、公平性待遇、倾斜性补偿"的大病保险保障方案，充分发挥了保险在扶助弱势群体、缩小发展差距的功能。2015 年度，享受大病保险补偿的农村居民、城镇居民和学生等三类人员实际结报率普遍提高了 12 个百分点，相较于公务员、企业职工和灵活就业人员等三类医保待遇较高人员，其实际结报比例缩小了 6 个百分点[①]。

四、共保联办模式

共保联办模式是商业保险公司直接参与基本医疗保险经办过程中最晚出现的创新探索形式，由人保健康与北京地区相关区县在新农合业务中开展合作。这种模式一定程度上建立在对委托管理模式、全额承保模式、大病保险模式进行总结的基础之上，有针对性地弥补和克服了以上三种模式的不足。最早开展的地区为北京市平谷区，因而平谷模式也是共保联办模式的典型代表。

（一）典型案例——平谷模式

北京市平谷区于 2004 年建立新农合制度。随着财政投入的不断增加，人均筹资标准和报销补偿比例也相应提高。2010 年度，平谷新农合基金出现严重超支，医疗费用增长率高达 45.6%，新农合基金存在巨大的超支压力。为了有效遏制新农合基金不合理的快速增长，2011 年 1 月，平谷区政府与人保健康签订合作协议，以"共保联办"的形式引入商业健康保险公司参与新

---

① 曾理斌.大病医疗保障"湛江模式"的成效、经验与模式［J］.西部论坛，2014（7）：50—60.

农合经办管理。

其主要做法是：平谷区政府与人保健康签订合作协议，按照"政府主导、联合办公、分担风险，共享盈余"的原则，由区政府负责新农合保费收缴，将保费的 50% 划转给人保健康，并由人保健康与政府各自承担新农合基金一半的盈亏责任，从而在政府与人保健康之间形成了一个"风险共同体"，即"共保"。同时，为了有效管控不合理医疗费用风险，人保健康配备专业管理人员，与政府新农合办公室共同成立"共保联办"办公室，共同开展新农合经办管理，即双方"联办"[①]。

（二）主要特征

"平谷模式"的实质是市场力量与政府部门处于平等地位，发挥优势互补作用，共同承担医保的运行管理职能。其主要特征包括：

（1）基本医疗保险保费由政府征缴，但风险保障责任即赔付责任由社保机构和保险公司按照一定比例共同承担，谓之"共保"。通过共保机制，使得二者在医疗费用管控的目标上紧紧捆绑在一起，实现了完全一致，这是"共保联办"模式的关键所在。

（2）保险公司组建专门队伍，与社保机构原有经办队伍一起，共同承担承保、赔付、医疗费用审核、医疗行为管控等责任。谓之"联办"。

（3）保险公司侧重日常监督、巡查等，社保机构侧重根据保险公司提供的线索对违规行为进行处罚，发挥各自优势，共同管控医疗滥用风险。

（4）其他合作模式与大病保险模式基本一致[②]。

（三）运行情况和成效

5 年多来，平谷"共保联办"模式运行稳定，成效显著，实现了政府、农民、医院和人保健康的多方共赢，得到了政府和农民的高度认可。

1. 有效遏制了医疗费用不合理过快增长趋势，提高了基金运行效率实施

"共保联办"后，2011–2015 年平谷区新农合基金支出增长率各年度均

---

① 裴炯华. "共保联办"的平谷试验 [N]，医药经济报，2014-09-03.
② 方华，刘新. 平谷新农合："共保联办"催生利益共同体 [N]，金融时报，2012-03-28.

低于全市平均水平，年均增长率低于全市平均水平 8.71 个百分点，相较全市平均支出水平，累计节约基金支出 7000 多万元。

2. 减少不合理医疗支出，降低患者个人经济负担

通过"共保联办"，加强了医疗费用审核和医疗巡查，大幅降低医疗机构不合理医疗费用支出，在遏制新农合基金支出过快增长的同时，大幅减少了患者个人医疗费用支出，仅 2011—2015 年共减少平谷区农民个人医疗费用支出超过 1 亿元。其中，仅 2012 年就纠正不合理诊治 378 例，减少赔付约 400 万元。

3. 政府服务能力提升，行政成本降低

通过引入人保健康专业队伍参与经办管理，有效解决了政府管办分开的问题，直接减少了政府人员支出、经办管理成本支出、信息建设费用支出等行政支出。其中仅人力成本一项，"共保联办"为每年政府至少节省近百万元[1]。

几年来，平谷"共保联办"模式得到了各方面的充分肯定，并在北京市得到广泛推广[2]。目前，"共保联办"模式已经成功复制推广到北京 10 个远郊涉农县区中的 9 个县区，基本实现了涉农区县的全覆盖[3]。但是，涉及领域仅为新农合业务。在其他领域，目前由于政策依据不明晰、部门利益及其他复杂因素，受到社保部门的强力抵制，未能普遍推行。

总体来看，近年来，随着国家越来越重视市场机制尤其是商业健康保险在国家战略全局中的定位，商业保险机构参与经办基本医保政策环境不断优化。与此同时，湛江、太仓、平谷、洛阳等地区经过长期实践探索，商业保险机构参与基本医保经办管理的成效日益显现，各级政府、参保群众及社会各界对商业保险参与基本医疗保险经办的认可和接受程度也越来越高，越来越多的地区积极引进商业保险机构参与基本医疗保险经办，这类业务呈现出较快的发展势头。

---

[1]　赵广道．"共保联办"模式助力北京医疗改革［N］．中国保险报，2015-04-10.

[2]　崔启斌．新农合"共保联办"模式有望推广［N］．北京商报，2012-12-05.

[3]　裴炯华．"共保联办"可望在京推行［N］．医药经济报，2014-01-15.

第六章 医疗保障制度引入市场机制的国际经验

20 世纪 90 年代开始，由于人口老龄化和医学技术的不断发展，世界各国普遍面临医疗费用快速增长的挑战。为此，世界主要国家先后开始对本国的医疗卫生制度（尤其是医保制度）进行改革。德国、荷兰、瑞士等三个国家，与我国都采用社会医疗保险模式，因而他们的改革经验也必然对我国的医保制度改革具有很强的借鉴意义。

第一节　德国医改情况

一、医改背景

德国是典型的所谓社会市场经济国家。自 19 世纪 80 年代以来，德国通过《疾病社会保险法》建立了以行业、地域等为基础的医疗保险制度。数量繁多的社团性质的各类疾病基金会承担本行业或本地域法定健康保险基金筹集、管理或支付等各类事务。成员按其社团归属参加特定疾病基金会，一般没有自由选择权。疾病基金会和医疗服务提供者各自组成代表自己利益的行业组织，实行行业自治，政府较少干预[①]。

20 世纪 70 年代到 80 年代，德国卫生费用大幅增加，从 1960 年 145.3 亿马克（占 GDP4.6%）增长到 1990 年的 2118 亿马克（占 GDP8.7%），2009 年更达到 2783 亿欧元（占 GDP11.6%）。2006 年一季度，德国各类疾病基金会全部亏损达到近 12 亿欧元[②]。与此同时，德国企业和个人在医疗保障方面的负担日益沉重。德国（联邦德国）法定健康保险缴费率从 1970 年的 8.24%，提高到 1990 年的 12.6%[③]，2011 年达到 15.5%[④]，已影响到德国企业的

---

① Reinhard Busse, Annette Riesberg, Health Care Systems in Transition: Germany [R]. Copenhagen, WHO Regional Office for Europe on behalf of the European Observatory on Health Systems and Policies, 2004.

② OECD Health Data, www.gbe-bund.de

③ 丁纯．德国医疗保障制度现状、问题与改革 [J]．欧洲研究，2007（12）：106—119.

④ 审计署审计科研所 2012 年研究报告．

竞争力。针对这一问题，围绕提高法定健康保险基金使用效率，20世纪70年代以来，德国开展了一系列医疗卫生体制改革。据不完全统计，1977年以来，德国在医疗卫生范畴内的法规就作出了6000多次的修正修订[①]。

二、医改措施

（一）提高参保人员在医疗费用支付中的自付责任

为提高参保人员的成本意识，减少医疗浪费行为，德国从19世纪70年代以来，先后通过《疾病保险费用控制法》（1977年）、《医药卫生结构法》（1993年）、《医保费率减免条例》（1996年）、《法定健康保险现代化法》（2004年）等几个法案，提高参保人员的自付责任。一是取消部分保障责任，如不再发放丧葬补贴、交通补贴等；二是增加患者药品自付额度，规定患者住院每天自己要承担5马克；三是提高住院医疗、药品等的自付比例等；四是提高医疗保险保费在工资总额的占比，由14.9%提高到15.5%，预计实施完成后能为全国法定医疗保险公司共减负每年大约110亿欧元[②]。

（二）强制参保并提高竞争和市场化程度

1993年以来，德国先后通过实施《医药卫生结构法》（1993）、《法定健康保险现代化法》（2004）和《法定健康保险强化竞争法》（2007）确立了所有德国公民和永久居民都必须强制参加医疗保险的义务，并强化了健康保险市场的竞争程度。主要提出了三点改革举措：

一是自2009年1月1日起开始设立中央卫生基金，基金负责制定全国范围内的健康保险费率，将参保人统一数额的医疗保险费拨付给有资质的医疗保险机构，并在不同法定健康保险机构之间进行调剂；

二是强制商业健康保险公司必须提供与法定健康保险相同的保险产品，并与法定健康保险（即基本医疗保险）互为替代竞争关系，使得商业保险公司也成为基本医疗保险的经营主体；

---

① 彼得·弗里德里希，郭小沙.社会保险改革中的立法与利益平衡：2007年德国医疗卫生改革［J］.社会保障研究，2007：32—42.

② 王川，陈涛.德国医疗保险制度的改革及启示［J］.经济纵横，2009（7）：105—107.

三是自 1996 年起，要求所有德国公民和永久居民都必须参加法定健康保险，但赋予成员自由选择权，允许他们在不同疾病基金会和商业健康保险公司之间进行选择①。

（三）服务和付费机制改革

在医疗费用不断上升的大趋势下，社会医疗保险最大的风险点在于无法通过风险筛查来收取保费，逆向选择风险进一步加大。德国法定医疗保险强化了对新技术、新药品的医疗技术评价和审核，强化医疗费用管控，将临床疗效不突出的医疗服务和药品淘汰于法定医疗保险的保障范畴。通过构建完整的临床准入评价和审核模式，配合医疗费用支付方式改革，有效防止医疗资源的浪费，提高医疗服务公平性。

2000 年，德国在《法定医疗保险改革法》中提出，要以澳大利亚的DRG 模式为参照，从 2004 年起逐步建立 DRGs 支付机制，即按疾病诊断相关组分类付费模式，旨在通过支付制度改革，逐渐转变医疗服务提供方的激励制度。按照疾病种类、治疗方式、临床危重等级、患者特征等多种因素，德国的 DRGs 数量在 2012 年已达到 1193 个②。DRGs 不仅是一项支付方式，也成为医疗服务的定价参照和规范，在控制费用增长、提高医疗资源配置效率等方面发挥了重要作用。

三、医改成效

2007 年德国新医改实施后，全国强制医疗保险制度基本建立。一是普惠性，在基本保障方面，不论选择哪一家保险机构以及哪一种服务包，所有投保人所享受的基本保障内容和水平一致；二是互助性，体现在高收入者与低收入者之间保费互助、健康风险低与健康风险高参保人之间风险互助，有家庭成员与无子女家庭参保人之间的家庭互助。目前，德国整个健康保险的人口覆盖面达到99%③。

德国医改强化医保经办市场的竞争性，加大对私立医疗机构的扶持力

---

① 张晓，黄明安．医疗保险国际比较［M］．北京：科学出版社，2015：112.

② 王川，陈涛．德国医疗保险制度的改革及启示［J］．经济纵横，2009（7）：105—107.

③ 中国保险行业协会：商业健康保险国别研究报告［R］．北京：中国金融出版社 2015：88—94.

度，一方面公共和私立保险机构在法定医保领域可以公平竞争，政府职能更加灵活，转向医保基金的"守门员"角色，通过建立统一的健康基金，平衡医疗费用风险，实现有序竞争；另一方面，私人健康保险市场空间提升，保险公司应对多层次需求，为投保人提供更大自由选择空间，私人健康保险占比提升。随着政府不断推出一些加强竞争的改革措施，德国法定医疗保险机构服务集中度提高。2012 年至 2014 年，德国公共医疗保险服务机构明显减少，从原来的 144 家减少到 132 家 ①。

第二节　瑞士医改情况

一、医改背景

瑞士医疗保险制度起源于 1911 年联邦政府颁布的《医疗与工伤保险法》，法定医疗保险完全由私人医疗险公司承担，法律明确规定，保险公司不得在法定医疗保险业务上盈利，参保人有权利自由更换医保基金和健康保险公司。与德国由雇主和个人分担的筹资模式不同，瑞士采取与工资水平无关的人头保费制度。取消了高收入者自愿决定是否参保商业保险和家庭保险的权利，即规定在瑞士居住的每个人（包括外国人）都应当购买商业健康保险，国家提供相应税务减免等补贴政策。瑞士的社会医疗保险，实行基于个人合同筹集模式，缴费水平不根据收入确定，在公立医院住院治疗基本服务的基础上，保险公司根据服务内容和费用报销标准对保费设定不同的层次，实行区别管理。对于低收入人员，由联邦和州政府资金共同发放补贴金额。

公民强制参加的基本医疗护理保险，主要提供基本标准的门诊和住院医疗服务。在此基础上，参保人可自愿选择以日津贴给付为特征的补充附加险形式，作为基本医疗保险的补充。

---

① 娄宇 ."管办分离"与"有序竞争"——德国社会医保经办机构法律改革述评与对中国的借鉴意义［J］.比较法研究，2013（5）：124—137.

二、医改措施

20世纪80年代以后，随着人口老龄化加速、人民健康意识的增强，瑞士联邦政府的财政支出增长迅速，健康保险体制改革开始起步。改革初期，瑞士以控制医疗费用为目标，将工伤保险独立，对服务收费和政府补贴方式进行调整。1996年1月1日起，瑞士依据《联邦健康保险法》，开始全面医疗保险改革，内容涵盖了提高医保效率，调整并扩展医保基本服务包，尤其是将基本医疗保险产品的经营主体从非营利性的疾病基金会扩展到了私营医疗保险机构。

（一）建立风险调节金机制

医保风险调剂金制度的设立是此次改革的重要内容。1994年以前，为了保证全体国民都能为医疗保障制度所覆盖，瑞士采取向私人医疗保险机构提供财政补贴或资助低收入人群参保的方式解决一些特定人群参保的问题。但是，这些方式无法解决私人医疗保险机构的风险选择问题，即竞争条件下私人医疗保险机构往往倾向于拒绝那些健康状况较差、赔付风险较高的人员。为此，瑞士1996年后规定保险机构不得拒保，同时为了解决由于不同地域人群结构差异造成相关保险机构承保人群高于平均水平的发病概率等问题，建立了以年龄和性别为主要参考因素的风险调剂金机制[1]。

风险调节金机制总体上以"事后调节"为主，在各个州郡范围内运行，由郡级医保机构负责，根据当年度承保人群情况对境内经营基本医疗保险的疾病基金会和健康保险公司进行调剂。每个年度由医保管理部门依据相应风险调整因子（主要是参保人员年龄和性别）对各个疾病基金会或健康保险公司进行测算，有些需要向调剂金风险池补缴费用，有些则可以得到调剂金补贴，最终实现各经营主体的基本平衡[2]。

---

① Richard B. Saltman, Reinhard Busse, Josep Figueras, Social health insurance systems in western Europe[R]. Copenhagen, WHO Regional Office for Europe on behalf of the European Observatory on Health Systems and Policies, 2004.

② 赵斌. 基于郡管理的瑞士医保调剂金制度 [J]. 中国医疗保险, 2012（9）：68—70.

（二）引入竞争机制，实行管理式医疗制度

瑞士政府倡导"受控竞争模式"，参保人在同一州内可以自由选择医疗保险机构，让市场发挥基础性作用，政府逐渐退出供给角色，社会保险的经办完全由"自付其责"的保险公司承担。为了促进保险公司之间的公平竞争，瑞士建立社群保费制度（community rating），规定强制性医疗保险的保费根据参保人员的地理位置、年龄和居住地的城市化程度等因素进行调整，同时还规定可以根据参保人员的病历、风险和性别等因素调整额外保险价格，从而消除保险公司进行一些可能有损公平性和可及性的风险选择，使保险公司在相对较为公平的条件下进行平等竞争，督促保险公司通过降低经营成本、进行组织创新而不是尽力排除一些高风险的投保人来提高竞争力。凭借雄厚的经济基础和完善的精算机制，瑞士成为率先全面实行管理式医疗的欧洲国家，按照保险公司与医疗服务提供者签订契约合同，以家庭医生网络和健康维护组织制度为基础建立一体化医疗服务网络两种形式开展，力图实现以医疗服务设计入手，降低医疗风险。截至 2004 年，7.14% 的参保人选择参加管理式医疗模式 ①。

（三）公立医院、药品流通体制综合管理

瑞士 500 多所医院中，公立医院占约 3/4。公立医院的资金来源 50% 是政府补贴，50% 是保险收入。公立医院日常运转的全部费用都由政府承担。瑞士的医疗卫生服务机构非常发达，网点分布十分广泛，从事医疗卫生事业的员工约 30 万名，占全国总就业人口的比例达 8.9% ②。高度发达、运转规范的医疗卫生机构网络，是瑞士医疗卫生体制和医疗保障体系的有效支撑。在规范药品流通体制方面，为做到"医药分家"，维护公平竞争，瑞士公立医院不设药房。由政府牵头，医药企业、药品专家和保险公司共同协商制定药品价格。保险公司每年按不同的病种对医生处方费用进行统计，通过对药品流通价格进行管控，并实现间接对医生的治疗路径监管，在相同疗效前提下鼓励医生使用价格较为便宜的药品，差价的一部分可作为奖励给医生。

---

① Botschaft betreffend die Aderung des Bundesgesetzes uber die Krankenversicherung（Managed Care）vom 15. September 2004.

② 邓绍平，钟若冰．世界医改启示录（四）全保险制度下的瑞士医疗体系［J］．中国医院院长，2011（13）：68—70.

（四）提高参保人的自付责任

这方面的改革措施与德国基本相似。

三、医改成效

到 2010 年，瑞士的医疗保障覆盖率达到 100%，国民主要健康指标均高于 OECD 国家平均水平，医药费用支出得到有效控制，2000 到 2009 年期间人均实际医药费用增长 2%，低于 OECD 国家平均水平 2 个百分点[①]。在 1996 年健保法实施之前，瑞士医疗保险机构的工作重点主要是医保资金管理和给付，改革之后，保险机构通过多种方式加强了对医疗服务和药品成本的控制，积极开展管理式医疗，对医疗费用增长的控制进一步加强，医疗保险的社会性和经济性进一步提高。投保人可以自由选择、私人保险机构独立运营、医保双方集体谈判和管理式医疗为主体的市场化运营机制形成[②]。

通过改革，政府开放了保险经办机构的盈利空间，在基本医疗保险之外的服务项目中可以实现分红。医疗保险市场的集中度得到进一步提高：1996年改革未正式实施前，瑞士共有 166 家健康保险公司。医保制度改革之后，全国保险机构经过多次兼并重组，到 2011 年减少到 76 家，其中最大的 8 家公司及其分支机构占据全国市场份额的 80%。大约三分之一的保险公司业务遍及整个瑞士，三分之二的公司只在几个州郡内部经营[③]。

第三节　荷兰医改情况

一、医改背景

荷兰的医疗保障制度始于 1941 年颁布的《疾病基金法令》并逐步建立

---

① OECD Health Data 2010, September 2010, http: //www.oecd.org.

② 阎建军. 强制私营健康保险：双目标逻辑 . [M] . 北京：社会科学文献出版社，2013：101—125.

③ Z ü ckler, EinspareffeteneuerVersicherungsformen in der Schweiz und derenÜbertragbarkeitauf das deutsche Gesundheitssystem, Diss., Berlin 2000.

起全民大病医疗保险、基本医疗保险和补充医疗保险三个层次的医疗保障框架。高收入人群可以选择是否参加大病保险和基本医疗保险。所有医疗保险均由私营保险公司承担，保险公司作为第三方为参保人员从医疗机构接受的医疗服务付费，同时代表其所承保的被保险人与医疗服务提供方签订集体合同。

20 世纪 80 年代以来，荷兰医疗费用飞速膨胀，医药费用占 GDP 比例从 1960 年的 4% 提高到 1980 年的 7.4%，2005 年进一步上升到 9.8%。人均医疗费用与 OECD 国家平均水平相比，1960 年高出 100 美元，2005 年高出 1000 美元[①]。为此，荷兰从 1986 年开始酝酿改革，2004 年颁布《健康保险法案》并于 2006 年 1 月 1 日正式实施，从各方面对医疗保障制度进行了广泛、深入的改革[②]。

二、医改措施

（一）建立统一的保障计划

从 2006 年起，第一层次的大病保险和合并后第二层次的基本医疗保险都要求强制参加。大病保险的给付范围主要覆盖长期医疗保健项目，而基本医疗保险的给付范围主要是短期（低于一年）医疗保健项目，保险内容包括法定的医疗保险服务包。各个保险公司必须接受任何投保者，而不得按照投保者的年龄、健康等级实行差别性收费，只能根据不同险种和保险服务包设计保费，以此实现法定医疗保险的广覆盖和公平性[③]。

（二）在保险和医疗服务两个市场引入竞争机制

荷兰对原有的公立医疗保险机构进行私有化改革，逐渐放开医疗保险机构的盈利空间，基本医疗保险之外的服务项目可以进行股东分红。国家不再给予保险公司补贴政策，市场竞争格局逐渐形成，激励保险机构要通过保费、医疗保险产品和服务质量开展竞争。

---

① The statistical year book of the Netherlands 2011，www.cbs.nl Books Statistical Yearbook.

② 阎建军. 强制私营健康保险：双目标逻辑［M］.北京：社会科学文献出版社，2013：142—145.

③ 冉永兰，张娟，王磊.浅析荷兰医疗保险改革［J］.卫生经济研究，2010（7）：25—28.

荷兰同时开放保险和医疗服务两个市场，不仅释放了参保人的选择，也扩大了保险公司对医疗服务机构的选择，一方面在强制要求所有人都必须参加法定健康保险（即基本医疗保险）的同时，允许投保人能够自由选择保险机构，按照保险人提供的医疗服务质量、服务内容以及保险费来选择是否与保险机构维持契约（每年可更换1次），同时规定保险机构不允许拒保；另一方面，保险机构可以自主决定选择哪些医疗机构作为合作方，以便就服务价格、服务内容等方面与医疗服务提供方进行谈判，形成对医疗服务提供机构的评估机制①。同时，要求医疗保险机构和医疗机构在政府网站公布医疗质量、价格、服务、消费者满意度等数据，以便消费者对医疗机构和保险公司进行选择②。

（三）建立中央基金风险调节机制

荷兰医疗保险市场包括四个方面的运行主体，即投保人、中央基金、保险公司和医疗服务提供者。所有投保者每年年初必须把约占个人总保险费90%的部分以税收形式支付给中央基金，其余10%直接缴纳给自己所选择的保险公司。中央基金依据投保者相关风险调整因子以风险调整补贴形式支付给保险公司，形成风险共担的局面，缓解保险公司的风险承担压力。荷兰的风险调整因子多于德国，不仅包括年龄、性别，还包括收入来源、地区、诊断成本组、药品成本组等因素，因而其准确程度更高。调整分为事前调整和事后补偿两种形式③。

（四）推行管理式医疗

荷兰根据不同情况设定了不同的医疗保险计划：一是网络模式（in-kind model），要求参保人在指定的几个有限医疗机构就医，保费较为便宜，否则只能享受较低报销比例；二是赔付模式（reimbursement model），参保人可以自由选择医疗机构，但保费较高；三是混合模式（combination of in-kind and reimbursement models），兼有前述两种模式的特点，价格也

---

① 刘晴.荷兰医改启示：有管理的竞争［J］.中国社会保障，2011（1）：74—76.
② 徐巍巍，费南德，冯德凡，董朝晖.荷兰卫生体系管理竞争改革的经验及对我国的启示［J］.中国卫生政策研究，2011（7）：65—70.
③ 阎建军.强制私营健康保险：双目标逻辑［M］.北京：社会科学文献出版社，2013：152—154.

介于二者之间①。

三、医改成效

通过改革，荷兰医疗保险的覆盖率明显上升，从改革前的 95% 提升到了 99%，基本实现了全民医保②。荷兰人均自负医药费用占可支配收入的比重从 2005 年的 2.8% 下降为 2008 年的 2.1%。改革后部分市场化定价的医疗项目和药品价格出现了负增长趋势③。

总的来看，荷兰通过更多引入市场机制，整合基本医保体系，赋予了各方主体更多的自主选择权，建立起了更为有效的多方协调机制，覆盖面和保障水平得到提高。中央调节基金制度使得各保险机构更加专注于加强管理、控制成本和提高服务。

随着医疗保险和医疗服务竞争性市场的确立，政府职能从医疗保险的供给者逐步转变为保险市场和医疗服务市场的监督员角色，主要负责立法的修订和完善，竞争规则的制定和各方行为的监管。

第四节　国际经验总结和启示

一、三国医改的共同特征

（一）实行广覆盖、强制性的全民参保机制

从三个国家的改革情况来看，为了保证医疗保障的可及性和公平性，充分发挥社会保险作为社会稳定器的作用，三国都改变了原来允许部分人群自愿选择是否加入法定健康保险（基本医疗保险）的做法，通过制定法律要

---

① The Ministery of Health, Welfare and Sport（VWS），2011，Health insurance in the Netherlands，www. government.nl/⋯/health－nsurance－in－the－netherlands。

② 尹莉娟.从分散到统一：荷兰基本医疗保险制度改革对我国的启示［J］.中国卫生事业管理，2008（25）：97—99.

③ 阎建军.强制私营健康保险：双目标逻辑［M］.北京：社会科学文献出版社，2013：159—161.

求全体国民都必须参加法定健康保险，使基本医疗保障的覆盖面得到有效提高。同时，为了保障那些弱势群体有能力参加基本医疗保险，三国都实施了专门的财政补贴制度，对弱势人群参加基本医疗保险给予不同程度的补贴。

（二）不断加大社会医疗保险与商业健康保险融合程度

三国在医保改革过程中，从制度设计上都非常注重借鉴商业性保险机构的经验并逐步引入市场竞争因素，一方面逐渐允许或要求私营保险公司作为疾病基金会的替代者，开展基本医疗保险业务，另一方面也允许社保机构经营带有商业保险性质的补充医疗保险。可以看出，在医疗保险领域，三个国家的商业保险与社会保险的界限正越来越模糊，而二者的相互融合和相互渗透正在成为未来的发展趋势。

在法定医疗保险和商业保险的融合过程中，一方面参保人作为消费者被赋予更多的权利，尤其是自由选择保险机构的权利，促进保险机构（包括社保机构和商保机构）通过市场竞争来改善服务质量，提高运营效率，降低服务成本；另一方面，政府也转变角色和职责，逐渐退出市场主体的地位，成为规则的制定者和监督者，以专业化市场运行来提高医疗资源的利用效率，最终使参保人享受到更好的医疗服务，同时为保险机构开展管理式医疗提供政策支持。

（三）建立医保基金的第三方管理和风险调节机制

社会医疗保险和商业健康险的最大区别是保险机构不能收取风险费率，进行疾病风险选择。因此，由商业性质的医保经办机构来经办社会医疗保险，要建立医保经办机构的多元化竞争体制就必须要建立一套有效的"风险平衡机制"，以克服逆向选择风险，保证医保机构的运营能力和支付能力。从卫生服务的筹资角度看，德国的健康基金，瑞士的风险调节基金，荷兰的中央基金都是作为"第三方"组织，统一筹集和管理医保基金，尽管在具体操作与考量因素上略有差别，但都是帮助商业保险在竞争性模式下承办社会医疗保险过程中克服医保行业风险的重要制度安排[①]。

---

① Tanja Klenk, Philine Weyrauch & Alexander Haarmann,《Beyond Policy Reforms: Governance Reforms in the Health Insurance Sector – Germany, France, and the Netherlands Compared》[R].The European Research Institute, December 2008.

二、值得借鉴的做法

（一）医保经办由完全独立于政府、具备彻底非官僚化非行政化性质的机构承担

经办机构的法律定位应当是独立于政府的专业化和法人化的服务机构。只有真正实现了医保经办机构的法人化和实体化，才能消除其行政化、官僚化的倾向，使其成为体制规范、机制灵活、运行高效的市场主体或类市场主体，提高医保经办的效率和水平。

（二）引入有效的竞争机制、实现医保经办业务的多元化

引入竞争机制以后，医保机构出于利润最大化和加强竞争力的目的，自发推进制度创新，形成保险机构与医疗服务机构相互促进、互为监督的局面。尤其是建立风险调节制度，很大程度上缓解和消除了医疗保险机构因逆向选择或区域、行业人口结构造成的非自身原因经营风险，同时使保险机构专注于加强管理和提高服务，而非过度关注对参保对象的风险选择。

（三）做好社会医疗保险与商业健康保险的分工与协同

从政策机制的设计上，区分社会保险和商业保险在保障范围、保障水平、资金和服务流动等方面的相应机制，建立起二者有针对性分工、相互借鉴技术经验、形成协同效应的局面，促进二者的互利共赢。比如德国发展全民医保体系时积极引入私人医疗保险，并根据法定收入标准（公务员、雇主、律师和自由职业者等高收入群体）界定参保对象，一定收入标准之上的高收入群体可以在法定医疗保险和私人医疗保险之间进行选择，并禁止私人医疗保险参保人重返法定医疗保险，实际上赋予私人医疗保险一定的市场规模和发展空间，为参保人个性化、多层次、高保障的需求提供更多产品、服务和费用选择。

三、改革成功所依赖的社会条件

（一）分散化的独立于政府的社会医疗保障传统

与我国大一统的政治传统和家庭互助型保障文化相比，德国、瑞士、荷

兰具有深厚的社团自治传统，其社会医疗保险制度从一开始就建立在社团基础之上。与我国的社会医疗保险建立在一个相对较大的统一的行政区域基础上不同，欧洲的社会医疗保险都是以相对较为分散的区域或者行业协会等作为依托建立起来的。各种大大小小的医疗保险组织相互并存甚至犬牙交错。如德国1913年拥有超过21000家疾病基金会，经过不断合并，1993年仍有1221个，2004年仍达到292个①。瑞士直到1996年改革前仍有各类医疗保险组织166个②。这种状况为他们建立竞争性的社会医疗保险承办体制创造了良好条件。与此同时，自俾斯麦时期建立社会医疗保险制度以来，德国等欧洲大陆国家作为经办主体的社会医疗保险组织（疾病基金会）基本上自始都是独立于政府自主运行的。这也为疾病基金会等医保组织获得类似于市场主体的性质和活力并与商业健康保险机构平等竞争甚至直接改造为商业健康保险公司奠定了基础。对于荷兰的强制私营健康保险来讲，这也是该国的社会医疗保险组织能够很快全部转变为商业健康保险机构的一个重要条件。

（二）相对规范有序的医疗卫生服务市场

总体来讲，欧洲国家的医疗卫生服务市场相较中国来讲更为规范有序。一方面，这是由他们的医疗卫生体制决定的。如德国的医疗服务提供者包括开业医生、家庭医生、医院、康复机构和护理机构四个类型。家庭医生一般是全科医生，负责门诊检查和咨询，实际上承担着"守门人"的角色，承担着患者的大部分初级治疗。只有对于他们认为超出自己治疗能力的患者，才会批准转诊到医院，医院负责危重患者的治疗。这种分流体系从源头上避免了小病大治，很大程度上防止和减少了医疗资源的浪费。另外，医药分开的体制也避免了医疗机构和医生过度使用药品的逐利动机，因为药品的销售获利与他们没有直接关系。另一方面，欧洲国家普遍已经建立对于医疗卫生市场的严格监管体系和科学监管方法。如荷兰设立药品评价委员会，在药物上市前进行严格的安全性和有效性评估。同时，政府对单个处方的药品额度上限进行了规定，并赋予药师直接用具有相同疗效的药品取代医生处方中昂贵药品的权利，差价可作为医师的利润，以降低医师开具昂贵药品的内在动

---

① Federal Ministery of Health and Social Security（2004）；Health Insurance Options in Germany–january 2011. http://www.howtogermany.com/pages/healthinsurance.html
② 阎建军.强制私营健康保险：双目标逻辑［M］.北京：社会科学文献出版社，2013：142—145.

力①。通过严密的监管体系和科学的监管手段，欧洲各国的医疗卫生服务市场总体比较规范，市场扭曲程度较低，市场规律也较容易发挥作用。尤其是通过商业健康保险行业组织与医疗机构的谈判，就可以较好地制约医疗服务机构的行为，而无须政府过多地直接接入医疗保障相关环节。

（三）较为成熟的商业健康保险市场

虽然上述几个欧洲大陆国家并不是像美国一样高度市场化的医疗保险国家，但商业健康保险也已经高度发达。从健康保险密度和深度来看，2015年，德国、瑞士、荷兰的商业健康保险密度分别达到 1.4%、2.0% 和 5.9%；深度分别达到 668 美元、1594 美元和 2823 美元，处于世界领先水平。从市场主体来讲，各国也已经进入了较为成熟、充分竞争的阶段。2015 年，德国、瑞士、荷兰的专业健康保险公司数量都达到了几十家甚至上百家；排名前五的健康保险公司总市场份额占比分别为 50%、79% 和 60.6%②。从管理能力来讲，各国的商业健康保险行业均已具备较强的风险控制能力。如荷兰、瑞士的商业健康保险公司都有非常成熟的精算技术、病种费用分析技术和与医院、医师行业协会谈判的机制，能够在与医院、医师的博弈中避免被动③。总体来讲，相对发达的商业健康保险市场，一方面使得政府负责制定政策强制参保、市场负责医疗保险具体运行的模式（尤其是荷兰的强制私营健康保险）具备最基本的运行主体基础；另一方面，也能够避免因主体单一或过少造成绝对垄断或寡头垄断，带来社会医疗保障运行的效率或福利损失。这也是三个国家尤其是荷兰医保改革取得成功的重要条件。

（四）高度成熟的医疗保障体系参与主体

主要体现在三个方面：

1.国民风险保障意识较高

这主要得益于欧洲大陆悠久的社会保险历史传统，让国民普遍认识到参加或覆盖于医疗保险体系对于抵御健康风险的极度重要性。这就使得他们都

---

① 徐巍巍，费南德，冯德凡，董朝晖.荷兰卫生体系管理竞争改革的经验及对我国的启示 [J].中国卫生政策研究，2011（7）：65—70.

② 瑞士再保险公司中国分公司业务资料。

③ 阎建军.强制私营健康保险：双目标逻辑 [M].北京：社会科学文献出版社，2013：169—171.

会高度关注自己是否在医疗保险的保护伞保护之下，因而参保的积极性和主动性会较强。

2. 国民的法治意识较强

一方面，对于政府来讲，只要制定了强制全体国民参保的法律，由于国民很强的法治意识，在法律的实施即公民履行参加医疗保险的义务上，政府基本上就无须再过多投入精力和资源，交给市场主体就可以了。另一方面，较强的法治意识（契约精神）也有助于参保人员和医院、医师遵守社会医疗保险合同及保险机构与医院、医师（往往是行业协会）达成的合作协议的约定，规范医疗行为，减少欺诈和医疗资源滥用。这也使得市场力量不需要过多的政府强制力协助就能够有效管控来自参保人员和医院、医师的风险。

3. 国民的诚信意识较强

如前所述，国民的诚信水平较高也有利于医疗保障体系中各方参与主体自身就能按照一定的规则良性运行，而无须过多借助于政府的强制力。可见，国民风险保障意识、法治意识和诚信水平较高是三国尤其是荷兰在医疗保障体系改革中进一步减少政府干预、更多引入市场机制的重要条件。

对比以上欧洲三国医改成功所依赖的社会条件，我国总体上与三国在几个方面还存在较大的差距，且短期内难以得到根本改观。尤其是我国的医疗卫生服务市场还很不规范，由于利益关系复杂及社会文化心理等多种因素的影响，医药卫生体制改革推进非常缓慢。同时，我国公民的风险保障意识、法治意识和诚信意识还较弱，仅仅依靠政府制定法律要求公民参保，而脱离政府的强制力和动员体系，基本医疗保险的参保率很难达到理想的水平，医疗保障的可及性自然也难以得到保障。因此，虽然国内有学者非常看好欧洲这几个国家的有管理的竞争模式（尤其是荷兰的强制私营健康保险模式），主张我国学习和模仿荷兰模式[1]，但客观来讲，由于我国与欧洲的相关环境还存在较大差异，目前暂时还不具备实施荷兰模式的条件。荷兰模式也暂时不能作为我国医疗保障体系改革的现实可行的政策选项。

---

① 阎建军. 强制私营健康保险：双目标逻辑［M］.北京：社会科学文献出版社，2013：218—226.

第七章　我国医疗保障制度引入市场机制模式选择

前述四种我国各地探索出来的模式，由于其在实践过程中表现出不同程度的效果，因此也分别为不同方面所推崇。不同的主体从不同的角度主张在我国推行不同的模式。除此以外，一些学者从国际研究的角度出发，认为有管理的竞争模式（尤其是荷兰模式，也有人称为强制私营健康保险模式）近几年来体现出较强的生命力，因此主张我国借鉴荷兰等国的经验，按照有管理的竞争模式对我国医疗保障制度进行改革。可以说，这五种模式也是我们可以选择的目标模式。但是，具体哪种模式最适合我国的实际情况，本章拟从几个不同的角度进行比较和分析，并选出最符合我国国情的模式。需要说明的是，鉴于荷兰模式下政府与商业保险公司并不直接发生实质的合作关系（交易），因此在本章基于交易成本理论和基于机制设计理论进行比较分析时（这两个理论均以交易或合作行为作为理论基础），不对荷兰模式进行比较。在比较实际运行效果时，由于其他四种模式是基于我国的环境运行的，也不对荷兰模式进行比较。但是，我国的全额承保模式与荷兰模式最为相近，因此一定程度上可以将全额承保模式视作中国版的荷兰模式来看待。

第一节　基于情境决定论的比较

基于第二章第四节我们借鉴郑功成理论提出的医疗保障体制情境决定论，结合第三章我国医疗保障体制改革所处的背景，我们先对我国影响医疗保障体制中政府－市场关系的几类因素进行分析。

一、活力需求类因素分析

（一）我国医疗保障体制的价值追求

客观上讲，改革开放以前，我国在城镇实行的公费医疗制度和在农村实行的合作医疗制度，其价值追求的公平性取向是非常明显的，在公平性和可及性方面取得的成就也是有目共睹的。当然，这种公平性和可及性是建立在计划经济和低水平保障基础之上的。尽管目前我国的医疗保障制度还远远算不上完善，但与改革开放前相比确已发生翻天覆地的变化。应该说，从本质上来讲，我国现行医疗保障制度的价值追求总体上可以说是效率导向的。

从我国医疗保障体制改革的发端来看，它本身就是随着企业制度改革（尤其是国有企业改革）的不断深化、为了提高企业运行效率而提出来的[①]。20世纪八九十年代，我国按照现代企业制度的要求对企业进行改革，但是，劳保医疗和公费医疗制度对此形成了很大的束缚和障碍。一是劳保医疗和公费医疗限制了劳动力的自由流动，难以形成真正的劳动力市场和符合现代企业管理制度要求的用人制度。二是企业要承担包括在职职工和退休职工在内的巨大的医疗费用负担，背负着沉重的包袱，难以轻装上阵、有效地组织自身资源专注核心业务，严重影响了市场活力。三是以单个企业为风险单元承担职工医疗费用支出，不能形成相互调剂和共担，风险分担能力十分有限，一旦有企业职工发生重大疾病，很可能对企业形成较大压力，甚至带来灭顶之灾，使企业经营一直处于高风险和不确定性之中。四是在公费医疗和劳保医疗制度下，单个企业难以建立起对医疗卫生支出成本的有效管理和控制体系，基本上就是账房先生，"一人劳保、全家吃药"等医疗资源浪费现象非常严重、非常普遍。这些问题严重影响了作为经济运行细胞的企业的运行效率。以"两江"试点为标志的城镇职工基本医疗保险制度正是为了解决这些问题而产生的。可以说，我国现行医疗保障制度就是为了效率而生的[②]。

进入21世纪之后，我国逐步探索建立新型农村合作医疗保险制度和城镇居民基本医疗保险制度。从着眼点来讲，是解决群体之间在医疗保障上的不平衡问题，是解决公平性和可及性问题。但从全局的角度来看，仍然是为了保障改革发展大局，是着眼于为改革发展创造良好的环境和稳定的社会环境，是着眼于降低整个社会的运行成本，提高经济社会运行效率。虽然未来我国医疗保障体制改革会在兼顾公平方面逐步加大投入，但在可预见的相当

① 中国医疗保险研究会.完善中国特色医疗保障体系研究报告［R］.北京：中国劳动社会保障出版社，2015：31—35.

② 乌日图.医疗保险制度改革的回顾和展望［J］.中国医疗保险，2014（6）：14—17.

长一段时间内，我国医疗保障制度仍然会以效率作为主要的价值追求目标，医保改革也只是我国以效率为主要目标的整个改革体系中的一个重要环节。

（二）公民生活方式成熟度分析

从我国当前的情况来看，由于经济的快速发展，营养结构、生活节奏等都发生了巨大变化，生活方式也要求随之发生转变。但是，总体来看我国公民的生活方式还远远没有跟上营养结构等的急剧变化。由于习惯、文化等方面的影响，这种调整也必然是困难、缓慢的，需要外力予以干预。但这种干预必然是分散的、个性化的，要求市场力量发挥作用。

（三）商业健康保险市场发育程度

我国的商业健康保险市场已经进入快速发展的阶段，具备了一定的发展基础，但距离成熟阶段还有一定差距。总体上看，商业健康保险已经具备能力承担医疗保障部分职能，但也有很多方面还不够成熟，还需要在一定程度上依托和借助政府的强制力量。

二、管制需求类因素分析

（一）福利文化传统

我国有着深厚的国家干涉主义传统。这种传统至少从春秋时期就开始了。无论是诸子百家时期的法家，还是后来在我国占据全面主导地位的儒家，都要求国家职能在经济社会中发挥重要作用。总体来看，中国的国家干涉主义传统甚至是与国家的出现相伴随的，并得到了广泛承认。无论是君主、贵族、社会精英还是一般平民，都认为国家权力应该在经济社会生活的各个方面发挥重要作用。社会各个阶层普遍将国家的代表君主视为"家长"，并期望"家长"能够关注百姓生活的方方面面并有所作为。这也在很大程度上决定着一个王朝的合法性。君主及其政权如果关注民生，积极作为，往往会被认为是贤明君主；否则便会认为君主不合格，甚至是"无道昏君"。从心理上来讲，人民群众对君主主动关心和干预经济社会生活的期望、依赖和习惯已经根深蒂固，甚至往往超过了君主自身的自觉认识和意愿，所谓"若大旱之望云霓"。所谓"君父"，所谓"普天之下，莫非王臣"，都是这种深厚的国家干涉主义文化传统的体现。尤其是社会弱势群体，更是顺理成章地从"子民"的身份出发，希望国家成为"社会资源的调节者、社会收入的再分配者和社会弱势群体的救助者"。

与西方一些思想家认为君主和民众之间只是一种冷冰冰的契约关系不同，儒家思想认为，君主应该是"民之父母"，"仁者爱人"、体察民情是天子的基本义务，也是他开展统治和百姓服从其统治的依据和合法性来源。君主必须尽力关注和满足黎民百姓的最基本生活需要，使百姓能够安居乐业。儒家的为君之道强调要关注和救助鳏寡孤独和其他社会弱势群体，在一定程度上履行社会保障责任。在西方，这些责任往往由教会、地方贵族或社团社区来承担。从关注的重点来看，我国的国家干涉主义传统在很大程度上体现为福利干涉主义，救灾救荒、赈济贫民、免除灾区赋税徭役等是国家干涉主义的最基本内容①。

辛亥革命建立共和以后，我国人民最终选择了社会主义，在一定程度上应该说与我国深厚的国家干涉主义传统有着不可否认的因果关系。改革开放以前，一方面，社会主义在一定意义上作为我国国家干涉主义传统的自然结果和政治延续，另一方面，因其对苏联模式的模仿，又进一步强化了这种国家干涉主义传统，尤其是在社会保障领域。公费医疗、劳保医疗就是这种传统需求的产物。

（二）我国医疗卫生市场的扭曲程度

从我国的医疗卫生市场来看，无论是医院补偿机制、医药提供体制，还是医药流通体制、医师执业体制，各个方面都存在着较为严重的扭曲（具体见第三章）。这种扭曲严重到难以主要依靠市场力量来予以纠正，必须要求政府通过行政手段进行干预和规范。目前医疗卫生市场的扭曲情况，由于各种因素，在可预见的很长一段时间内，都难以得到根本性的扭转和改变。

---

① 许振洲．漫话中国的国家干涉主义传统：中间地带［M］http://www.360doc.com/content/11/1121/16/1281444_166238925.shtml

（三）我国参保人在参保、诚信和法治方面的成熟程度

从我国的实践来看，公民自觉参保方面的成熟程度还不算高。从城镇职工基本医疗保险来看，全国普遍采取的是由社保部门或税务部门代扣代缴的形式来实施并由劳动监察来予以保障的。从新农合和城镇居民基本医疗保险来看，则需要各级政府反复宣传动员、下达硬性考核指标来保证参保率。即便在这种情况下，也不能保证百分之百的参保。

在诚信、法治方面，我国公民的成熟程度也不高。这体现在经济和社会生活的方方面面。在医疗保障领域，这方面的问题甚至表现得更为突出。这种局面短期内也难以得到根本性改变。指望像一些西方国家一样，国家制定相关法律法规后，公民就能自觉遵守并顺利得到实施，这是不现实的。

综合前述对我国与医疗保障有关的活力需求类因素和管制需求类因素分析，我们可以得出如下结论：在活力需求类因素方面，由于我国医疗保障制度价值追求的效率导向、我国现有医疗保障制度解决效率问题的迫切需求、改变我国公民生活方式的现实要求，在很大程度上亟需引入市场机制来弥补现有体制在提高运行效率方面的缺陷和不足；初步成熟的商业健康保险市场又为市场参与医疗保障体制建设创造了可能。在管制需求类因素方面，我国国家干涉主义的福利文化传统比较深厚，医疗卫生市场扭曲较为严重，参保人员参保自觉性低、诚信水平差、法治意识淡漠，使得我国医疗保障制度仍然在很大程度上需要政府强制力进行规范和干预。可以看出，我国医保制度需要充分发挥市场作用的因素和需要政府继续介入和干预的因素都比较强，且这种状况短期内难以改变，根据第二章我们建立的医疗保障制度政府－市场关系模型，应该采取强政府－强市场的模式，即在继续保持政府强有力干预的同时，要大力引进市场机制提高医疗保障制度运行效率，二者必须同时并重，不可偏废。

三、五种模式下政府－市场关系分析

以下我们将按照政府和市场在医疗保障体系所有环节中（包括制定强制参保法律、保费收缴、基金盈亏风险责任承担、不合理医疗消费管控、承保、医疗费用结算或理赔、基金风险调控等七个大的关键环节）承担职能的

情况，来对五种模式（委托管理、大病保险、共保联办、全额保障、荷兰模式）中政府 – 市场的关系进行对比分析。

表 7–1　几种模式下医保主要环节承担主体比较

	委托管理	大病保险	共保联办	全额保障	荷兰模式
强制参保法律制定	政府	政府	政府	政府	政府
保费收缴	政府	政府	政府	政府	保险公司
基金盈亏风险责任承担	政府	政府	共同承担	保险公司	保险公司
不合理医疗消费管控	政府	政府主导 + 保险公司协助	政府 + 保险公司共同承担	保险公司	保险公司
承保	保险公司	保险公司	保险公司	保险公司	保险公司
医疗费用结算（理赔）	保险公司	保险公司	保险公司	保险公司	保险公司
风险调剂基金	N/A	N/A	N/A	N/A	政府

从表 7–1 可以看出，五种模式中政府和市场发挥作用的程度各不相同。荷兰模式中政府发挥作用最少，仅在制定法律强制国民参保和建立、管理风险调剂基金两个方面承担责任，其他职责均由保险机构承担[①]；委托管理模式中市场发挥作用最少，保险机构仅办理承保和医疗费用结算事宜，其他职能仍由政府承担。

在医疗保障制度中政府和市场各自发挥作用强弱对比的角度，可用柱状图显示如图 7–1：

可以看出，从上到下，五种模式中政府作用逐渐降低，市场作用逐渐强化。其中委托管理模式和大病保险模式属于强政府 – 弱市场类型，只是在政府和市场各自发挥作用的强弱程度上有所差异；共保联办模式属于强政府 – 强市场类型；全额保障模式和荷兰模式属于弱政府 – 强市场类型。

---

① Frederik T. Schut, Stefan Gres, Juergen Wasem,《Consumer Price Sensitivity and Social Health Insurer Choice in Germany and the Netherlands》[J].International Journal of Health Care Finance and Economics, Vol. 3, No. 2（Jun., 2003）, pp. 117–138.

图 7-1 五种模式政府与市场作用所占比重示意图

　　根据情境决定论，综合考虑我国情况，可以得出结论，共保联办模式最符合我国的国情。其他几种模式要么是市场参与过少，政府主导过多，难以提高医保运行效率；要么是市场承担过多，政府介入过少，容易出现失控情况，难以管控医疗资源滥用的风险，同样不能实现提高医保效率、确保医保可持续发展的目标。只有二者同等发挥作用，才能更好地提高医保的运行管理效率。因此，目前最适合的模式就是政府与市场同等发挥作用、对等合作、优势互补、紧密融合并能充分调动二者积极性、实现优势互补的共保联办模式。

第二节　基于实际运行效果的比较

　　由于荷兰模式与全额保障模式在医疗保障运行中政府－市场关系方面只具有较小的差异，即荷兰模式下政府并不负责保费收缴，同时政府建立了中国所没有的风险调剂金制度，加上中国、荷兰之间在医疗卫生环境上存在较大差异，本节在比较实际运行效果时，仅对我国探索的四种模式进行比较分析。

一、共同点分析

　　总体来看，从提升效率的角度，四种模式都在以下五个方面取得了较为明显的成效：

（一）降低了政府行政成本

尤其是保险公司与政府合作以后，普遍都配备了专业人员，承担基本医疗保险相关环节的职能，从而减少（或应增加而未增加）了政府的机构设立和人员配备，大大降低了政府在人头方面的支出。即便是从政府和保险公司整体效率的角度来看，由于保险公司的机制更为灵活高效，完成同样的工作，保险公司投入的人力也要少于同等条件下政府本来应投入的人力，这就体现出市场机制对于提升社会整体效率的显著效果。除此之外，保险公司还通过出资建设医保信息系统、配备相关设备（如车辆、电脑等）这些形式减少了政府行政支出。

（二）减少了不合理医疗费用赔付

基本医疗保险引入市场机制后，保险公司主要通过以下几种方式加强对不合理医疗费用管控，减少不合理的医疗费用赔付：一是加强理赔审核与调查。通过加强对记录医疗行为的相关文件的审核，发现欺诈性或恶意过度医疗行为的线索并进行调查，减少不合理赔付。二是配备专职巡查人员，到各医疗机构进行动态巡查，加大对医疗机构和医务人员医疗行为的过程监控，防患于未然，避免和减少不合理医疗行为，从源头上减少不合理赔付[①]。

（三）提高了参保人员的满意度

保险公司利用其在客户服务方面积累的丰富经验，将其较高的客户服务水平移植到基本医疗保险业务过程中，在服务态度、办事效率、服务品质、服务内容等方面都较政府工作人员具有明显的优势，极大地改善了参保人员客户体验，提升了对参保人员的服务水平，提高了参保人员的满意度。除此以外，部分保险公司（尤其是专业健康保险公司，如人保健康）还为参保人员提供健康管理服务，帮助参保人员改善生活方式，更是受到参保人员的极大欢迎。

（四）推动了保险公司业务发展

通过与政府合作开展基本医疗保险相关业务，虽然这类业务本身并未给保险公司带来丰厚利润（总体上是保本微利），但从其他方面推动了保险公

---

① 宋占军．城乡居民大病保险运行评析［J］．保险研究，2014（10）：98—107．

司的业务发展。

一是基本医疗保险业务更大的数据量为保险公司开发其他健康保险产品和准确定价提供了更为强大的数据基础。

二是依托基本医疗保险建立的不合理医疗行为管控体系可以同时为其他商业健康保险业务服务，强化对商业健康保险中欺诈性、恶意的不合理医疗行为的管控，减少商业健康保险业务不合理赔付，提高商业健康保险业务利润和经营效益。

三是保险公司可以借助基本医疗保险服务，增加和参保人员的接触机会和渠道，并利用了解参保人员健康状况的优势，有针对性地向参保人员推介商业健康保险产品，提高商业健康保险业务拓展效率，推动商业健康保险业务发展。

（五）拓宽了管理服务网络

商业保险公司利用其全国一体化的管理体制、完善的服务网络，将局限于一定区域的基本医疗保险管理服务网络延伸到全国，有助于解决基本医疗保险异地转诊和就医结算等难题。

二、不同点分析

根据对实际运行情况和结果的观察，下面我们将从六个方面对四种模式的实际运行效果进行比较：

（一）管控不合理医疗费用方面

1. 保险公司管控不合理医疗费用的积极性[1]

保险公司管控基本医疗保险不合理医疗费用的主动性和积极性是与其承担基本医疗保险赔付责任的大小即基本医疗保险基金盈亏与保险公司的关联程度直接相关的。

在委托管理模式下，基金盈亏风险仍然完全由政府社保部门承担，与保险公司没有关系。因此，由于合作双方没有建立风险共担的机制，保险公司没有控制和降低医疗费用的动力，在控制医疗费用方面基本上无所作为，没

---

[1] 李俊.商业保险公司参与社会医疗保险管理的模式研究［D］.西南财经大学，2012：28—32.

有实现医疗保障引入市场机制的主要目标①。为了解决这一问题，部分地方实行医疗费用管控水平考核与管理费水平挂钩的做法，希望能在一定程度上调动保险公司积极性，但由于影响医疗费用水平的因素实在太多、太复杂，这种考核实际上难以真正实施，效果也并不理想。

在大病保险模式下，虽然基本医疗保险基金盈亏风险仍由政府社保部门承担，但由于单个参保人员发生的医疗费用同时与政府社保部门和保险公司都有关系，只不过政府社保部门仅对社保赔付封顶线以下的数额进行赔付，而大病保险仅对社保赔付封顶线以上的数额进行赔付，所以在控制和降低参保人员不合理医疗费用方面，保险公司与政府社保部门的目标基本上是一致的。双方都有动力去控制和减少不合理医疗费用。但是，由于政府基本医疗保险与保险公司大病保险存在一定的利益关注边界局限，二者目标并不完全一致。对单个被保险人来讲，只要他的医疗费用没有超过基本医疗保险最高报销限额（即封顶线），就与保险公司利益无关，保险公司就没有足够动力去管控来自这一被保险人的不合理医疗消费。只有被保险人的医疗费用已经接近或者超过了基本医疗保险封顶线，保险公司才会开始积极关注和控制该被保险人的不合理医疗费用。可见，在大病保险模式下，保险公司对控制基本医疗保险不合理医疗费用的积极性还不能说完全达到了理想的状态。

在共保联办模式下，保险公司和政府社保部门是按照份额而不是按照费用段来分别承担赔付责任。也就是说，单个被保险人无论发生多少医疗费用，都将与政府社保部门和保险公司直接相关，所有多发生的医疗费用都要由政府社保部门和保险公司按比例分担。在任何情况下，保险公司和政府社保部门都有同样的动力和积极性去努力管控、积极降低不合理医疗费用。

在全额承保模式下，基本医疗保险基金盈亏风险完全从政府社保部门转移到保险公司身上，保险公司控制不合理医疗费用的压力和动力都非常大，主动性和积极性也非常高。

2. 政府社保部门管控不合理医疗费用的积极性方面

政府社保部门管控基本医疗保险不合理医疗费用的主动性和积极性同样是与其承担基本医疗保险赔付责任的大小直接相关的。

在委托管理模式下，基本医疗基金盈亏风险仍由政府社保部门完全承

① 郑秉文，张兴文.一个具有生命力的制度创新——大病保险"太仓模式"分析［J］.行政管理改革，2013（6）：21—29.

担，因而其管控不合理医疗费用的主动性和积极性也最大，动力也最足①。

在大病保险模式下，与保险公司类似，一旦某个被保险人的医疗费用已经超过基本医疗保险最高报销限额，则对社保机构来讲，风险已经锁定，最终花费达到多高已经不影响基本医疗保险基金的支出，因而社保机构也没有动力继续对这个被保险人的不合理医疗消费进行关注和管控。因此，在大病保险模式下，社保机构管控不合理医疗费用的积极性是不完全、有缺陷的。

在共保联办模式下，虽然社保机构承担基本医疗保险赔付责任的份额有所减少，但从单个被保险人来讲，其所发生的医疗费用的多少对社保机构的意义并没有发生变化，每多发生一笔医疗费用，社保机构就需要多发生一笔赔付。因此，社保机构在此种模式下仍然保持着很高的管控不合理医疗费用的主动性和积极性。

在全额承保模式下，基本医疗保险基金盈亏风险完全转移到保险公司身上。由于风险全部转嫁给了保险公司，政府社保部门总体上没有动力去管控不合理医疗费用，往往容易出现撒手不管的倾向。

3. 政府社保机构和保险公司协作意愿

在委托管理模式和全额承保模式下，由于基金盈亏风险仅由政府社保机构或保险公司中的一方承担，另一方缺乏积极性，因此双方之间相互配合协作进行不合理医疗费用管控的意愿不强烈。

在大病保险模式下，双方虽然总体上有着共同的利益基础，但在具体的关注环节存在某种程度上的错位，参保人员医疗费用在医保封顶线以下时，社保机构合作意愿较为强烈，但保险公司合作意愿不够高；在医保封顶线以上时，保险公司合作意愿较为强烈，社保机构合作意愿又不够高。因此，总体上双方有一定的合作意愿，但这种合作意愿还难以达到理想的程度。与此同时，大病保险的筹资渠道存在不确定性。在一些医保基金结余较多的地方（如太仓），采用了直接从基金结余中支付保费的办法。但这种办法存在不可持续性，且欠发达地区难以效仿②。一些地方采取向参保人员收缴的方式，但是对大病保险性质的争议，又会使部分政府社保机构从根本上对于此种合

① 丁少群，许志涛，薄览.社会医疗保险与商业保险合作的模式选择与机制设计［J］.保险研究，2013（12）：58—64.
② 郑秉文，张兴文.一个具有生命力的制度创新——大病保险"太仓模式"分析［J］.行政管理改革，2013（6）：21—29.

作模式存在疑虑。一方面，目前国务院已通过正式文件在全国进行推广，另一方面，社会上对于大病保险的认识还不完全一致，即便是在赞成医疗保障引入市场机制的人中也认为其业务性质和法律属性尚不明晰。严格来讲，由于大病保险承保的范围是对基本医疗保险以外的医疗费用进行补偿，是补充性的医疗保险，从法律上来讲并不属于强制性保险的范畴。但是，如果遵循补充医疗保险的自愿原则，业务规模将更小，逆选择会非常严重，对保险公司来说风险非常大，实际上难以操作。但如由政府强制投保（目前普遍如此操作但受到很多质疑），则又与其补充医疗保险的性质不符。这是大病保险模式面临的一个困境。这也很大程度上影响了一些地区政府社保部门与商业保险公司的协作意愿（即便开展了合作也持防范态度）①。

在共保联办模式下，双方利益目标完全一致，均有较强的动力和积极性去控制参保人员的不合理医疗费用，因此保险公司和政府社保部门都有着最大的动力去寻求彼此之间的紧密合作与协同配合，以最大程度借助彼此力量实现对不合理医疗费用的有效管控。

（二）降低政府行政成本方面

从政府支出的角度，只有在委托管理模式下，政府需要额外增加一笔财政支出支付保险公司的管理费，直观上增加了地方政府的财政负担，往往受到一些部门的抵制和反对。其他模式下，地方政府不用向保险公司单独支付管理费，保险公司主要从承保利润中拿出一部分用于项目的管理投入。

从保险公司投入的角度（保险公司的投入也可视为政府行政成本的减少），在委托管理模式下，保险公司的投入一般不可能超过其从政府获得的管理费收入；在大病保险模式下，由于大病保险总体保费规模较小，难以形成规模经济，相应地保险公司可能获得的利润规模也较小，在投入的能力上自然也受到局限；在共保联办模式和全额承保模式下，保险公司保费规模较大，也有可能形成较大的经营利润，加之规模经济效应明显，保险公司往往能够也愿意更多地进行相关投入。

保险公司的投入多少，往往也直接决定着医保引入市场机制的运行效果。保险公司投入越多，配备的专业技术人员、服务人员和相关硬件设施

---

① 杨涛，王权，王飞，王梓桦．大病保险试点：问题及策略［J］．中国保险，2014（10）.

就越充足,与社保机构共同开展医疗费用管控、客户服务等任务的质量就越高、效果就越好。

(三)保险公司参与意愿(业务本身对保险公司的吸引力)方面

无论哪一种模式,医保引入市场机制,还需要遵循自愿原则,也就是商业保险公司愿意参与。如果保险公司不愿意参与,那么任何改革都没有意义。

在委托管理模式下,对受托经办的商业保险公司而言,不承担风险保障责任,经营风险相对可控,对保险公司而言是个有利因素;另一方面,由于保险公司完全未承担风险保障责任,按照世界通行做法,不能计入保费收入,又将在很大程度上影响保险公司开展此类业务的积极性。总体上,此类业务对保险公司的吸引力一般。

在全额保障模式下,由于政府存在撒手不管的倾向,单靠保险公司的力量很难控制不合理医疗费用等经营风险,实践中往往容易出现大幅度亏损,导致很少有保险公司愿意承接这类业务[1]。

大病保险模式和共保联办模式下,由于业务规模较为可观,又可以借助政府力量控制经营风险,所以各家保险公司参与的积极性很高,竞争也很激烈。

在上述分析的基础上,我们将四种模式通过表7-2进行综合对比,并按照一定规则进行评分。

表7-2　四种模式综合对比评分表

-		委托管理模式	大病保险模式	共保联办模式	全额承保模式
不合理医疗费用管控	保险公司积极性	弱(0)	较强(22.5)	强(30)	强(30)
	社保机构积极性	强(30)	较强(22.5)	强(30)	较弱(7.5)
	协作意愿	较弱(2.5)	较强(7.5)	强(10)	较弱(2.5)
降低政府行政成本		一般(5)	较好(15)	好(20)	好(20)
保险公司参与意愿		一般(5)	强(10)	强(10)	一般(5)
综合得分		42.5	77.5	100	65

注:每项满分为100分,分为"强、较强、一般、较弱、弱""好、较好、一般、较差、差"或"低、较低、一般、较高、高"五个档次,分别对应100分、75分、50分、25分和0分。各个项目的权重分别为:保险公司积极性30%、社保机构积极性30%、协作意愿10%、降低政府行政成本20%、对保险公司吸引力10%。每个模式的综合得分为各项加权后的总和。

---

[1]　中国人民健康保险股份有限公司内部业务资料。

从上述分析和综合比较可以看出，共保联办模式综合表现是最好的，在多个方面克服了其他三个模式存在的缺陷和不足。至于荷兰模式，与事实上未能在我国推广的全额承保模式最为接近，但由于其将保费收缴功能交由保险公司承担，更不适合中国国情，因此比全额承保模式更难以在中国复制和推广。

第三节　基于交易成本理论的比较

一、交易成本理论概述

交易成本理论（Transaction Cost Theory）是由美国著名经济学家罗纳德·科斯（Ronald·Coase）提出的。这一理论认为，企业这一组织形式之所以会出现，从根本上来讲就是为了降低交易成本。不同的企业组织方式，会带来不同的交易成本。因此，为了尽量节约交易成本，企业往往会采取尽可能适合的组织形式。交易成本主要是指企业用于寻找交易对象、订立交易契约、执行交易、监督交易等方面需要花费的成本与支出①。当然，交易成本的内涵是广义的，并不仅限于金钱或物质形态，时间和精力的付出也属于交易成本。后来，威廉姆森（Williamson）、阿罗等人又对这一理论进行了发展。

（一）对适用领域进行了延伸

虽然交易成本理论最初的缘起是为了说明企业作为一种组织形式存在和出现的原因和本质，但是学者们后来逐渐认为，交易成本普遍存在于社会交换过程中，而不仅限于企业，其适用领域是非常广泛的。现在，交易成本理论已经延伸到公共政策和制度等领域②。

---

① 万金花.全面理解企业的性质——读科斯《企业的性质》有感［J］，中外企业家，2013（14）：125—126.
② （英）R.H.科斯.社会成本问题［J］.法律与经济学杂志（第三卷），1960（10）.

（二）细化了交易成本的分类

威廉姆森认为，交易成本包括事前的交易成本和事后的交易成本。所谓事前的交易成本，是指交易各方事前为了应对交易执行中可能出现的各种情况，对交易过程中各方的权利、义务进行协商和约定所需要花费的成本。事后的交易成本是指交易正式确立以后，为了保证交易得以实现所发生的成本，包括对发生与事前约定事项有差异的情况进行校正和变更所需要付出的成本、因取消交易协议而需要承担的费用和机会损失 [①]。Dahlman（1979）认为交易成本包括六个方面：搜寻信息的成本、协商与决策成本、契约成本、监督成本、执行成本与转换成本。综合两人的观点，可将交易成本划分为事前（ex ante）交易成本（搜寻信息的成本、协商与决策的成本、契约成本）和事后（ex post）交易成本（监督成本、执行成本、转换成本）。具体含义是：

（1）信息搜寻成本，指有交易意愿的人为寻找最合适的交易对象，查询潜在交易对象所能提供的服务与产品所需支付的成本。

（2）协商与决策的成本，指交易各方为了达成交易协议而开展的议价、协商、谈判并最终做出交易决策所需承担的成本。协商与决策成本来源于双方的互不信任及所谓有限理性。

（3）契约成本，是指交易双方达成协议并准备进行交易时，订立契约并对契约内容进行协商所需要耗费和支付的成本。

（4）监督成本，是指交易双方订立契约后，为了防止对方因机会主义（opportunism，又称投机主义）而发生违约行为，在执行契约过程中彼此监督对方行为以及时了解对方是否切实履行契约所发生的成本。

（5）执行成本，是指交易双方签订契约之后，进行必要的检验以确定对方是否切实履行契约及在对方违约时强制对方履行契约内容所需要发生的成本。

（6）转换成本，是指交易双方完成交易后，如其中一方更换交易对象所带来的成本。本书将按照这一分类对我国医疗保障制度引入市场机制的相关

---

① ［美］奥利弗·E·威廉姆森.资本主义经济制度：论企业签约与市场签约［M］.北京：商务印书馆，1985.

模式进行分析和比较 ①。

交易成本理论的基本思路是：以降低交易成本作为根本目标，对影响交易成本的关键因素进行分析，最终找出最适合该交易的组织体制或制度安排。反过来讲，如果我们对我国医疗保障制度引入市场机制的几种可行模式下的交易成本进行分析，则交易成本最低的模式就应当是我们的政策选择。

二、几种模式的交易成本比较分析

（一）信息搜寻成本

在医保引入市场机制的过程中，对于政府来讲，其所需要搜寻的信息主要包括：市场上哪些保险公司能够提供这些服务，每家公司服务能力如何，各家公司履约诚信程度和信用水平，各家公司历史上开展类似业务的表现，各家公司开展类似业务所要求的合作条件等。对于政府来说，实际上无论采取委托管理模式、大病保险模式、共保联办模式还是全额承保模式，在信息搜寻成本方面实际上都是没有太大差异的。

对保险公司来讲，采取不同的合作模式，对于其搜寻信息的要求和成本则是有很大不同的。问题的关键在于，采取不同的合作模式，对于保险公司的经营结果具有非常不同的影响，因而保险公司关注的信息范围和信息的准确度就会产生很大的不同。在委托管理模式下，由于保险公司并不承担基金盈亏风险，尽管政府也可能对其提出控制医疗赔付方面的指标和要求，但由于自身并不直接承担赔付责任，所以它只需关注参保人员数量、区域分布、业务流程等事务性、服务性因素就足够了。从其自身经营的需要出发，对影响基本医疗保险赔付支出的各项因素并不关注。应该说，在委托管理模式下，保险公司的信息搜寻成本是较低的。在共保联办模式和全额承保模式下，保险公司除了搜寻委托管理模式下需要关注的这些信息以外，由于其直接承担基本医疗保险的赔付责任，影响基本医疗保险赔付支出的相关因素就变得至关重要了。不仅关系到保险公司判断能否参与该业务，也关系到如何与政府协商谈判合作条件。因此，保险公司需要详细、深入、准确了解与赔付责任密切相关的该地区参保人群年龄结构、健康状况、历史赔付、诚信水

---

① 陈郁编.企业制度与市场组织——交易费用经济学文选［C］.上海：上海人民出版社，1995.

平、本地区卫生费用增长情况、本地区医疗卫生市场规范水平等情况。这就会带来较高的信息搜寻成本。但具体到共保联办模式和全额承保模式来讲，二者并无太大差异，需要搜寻的信息范围和深度基本相同。对于大病保险模式来讲，由于保险公司并不直接承担基本医疗保险赔付责任，但是基本医疗保险的赔付又与其最终赔付支出直接相关，因此保险公司需要了解的信息更为复杂。除了前述在共保联办模式和全额承保模式下需要搜寻的信息以外，还要了解历年超过基本医疗封顶线以上部分的赔付情况、虽在基本医疗封顶线以下但接近封顶线的相关数据（判断未来赔付趋势）等，其信息搜寻成本要高于共保联办模式和全额承保模式。

综合政府和保险公司的信息搜寻成本，从高到低依次为大病保险模式（高）、共保联办模式和全额承保模式（并列较高）、委托管理模式（较低）。

（二）协商与决策成本

协商与决策成本与需要协商和决策的事项及内容的复杂程度密切相关。协商决策的事项和内容越多、越复杂，协商与决策的成本就越高[①]。

在委托管理模式下，需要协商的事项主要包括：管理费水平，委托管理工作内容，委托管理工作要求，考核标准、目标和方法，管理费支付方式。从决策来讲，对保险公司来说最重要的是测算约定范围和标准下政府所支付的管理费是否足以弥补自身的成本和投入（甚至力求略有盈余），对政府来讲则是判断哪家保险公司能够在自身可承受的管理费支出条件下提供最好的工作结果。总体来讲，就上述事项进行协商并做出决策，其难度和复杂程度不算太高，因此协商和决策的成本也相对较低。

在全额承保模式下，协商和决策的内容除了委托管理模式下这些事务性工作外，由于保险公司需要全部承担基本医疗保险的赔付责任，最终结果对保险公司和政府来讲影响更重大、更直接。对保险公司来讲，直接决定其盈亏情况；对政府来讲，决定其是否能够在动用恰当规模基本医疗保险基金的情况下完成医疗保障中对参保人员的补偿职责和法定义务。决定经营结果的核心因素是费率水平和保障责任。由于事关重大，双方必然都会非常慎重，

---

① 黄新华，公共服务合同外包中的交易成本：构成、成因与治理［J］，学习与实践，2013（6）：71—78.

也势必会经过多次协商谈判，进行相互试探和讨价还价。同时，在此过程中，由于政府社保机构和保险公司之间在参保人员相关情况尤其是历史数据方面还存在着较大的信息不对称，必然要进一步拉长双方协商谈判过程。在做出决策时，保险公司需要进行大量准确的精算或测算过程，以确保所收入的保费能够覆盖赔付支出和自身运营投入。政府社保机构则需要确保所支出的保费不能给保险公司留下过高的利润空间而导致公益性受到质疑。因此，全额承保模式下，协商和决策成本是较高的。

在大病保险模式和共保联办模式下，保险公司除了要完成委托管理模式下需要承担的各项事务性工作和与全额承保模式下类似的赔付责任以外，还需要与政府社保机构协商双方之间合作开展管控不合理医疗费用等相关机制和方案。相对于全额承保模式来说，这方面保险公司和政府社保机构之间需要进行更多的协商和谈判。因此，相对于委托管理模式和全额承保模式，这两种模式下协商和决策成本是最高的，而两者之间则总体上不存在太大的差别。

（三）契约成本

从契约成本来看，四种模式下差异不太大。由于项目规模和影响较大，按照目前的政策要求，大都会采取招投标方式，契约成本都属于一般水平。

（四）监督成本

监督成本与两个方面的因素密切相关。一是与交易主体自觉履行契约的主动性和积极性密切相关，且总体上呈负相关关系。交易主体的自主、内生动力越强，自觉履行契约的积极性和主动性越高，对交易双方进行监督的要求就越低，监督成本就越低。二是与交易双方的合作模式密切相关。双方在业务协作上相互衔接的程度越高，则日常对彼此履约情况的了解也就越多，所需要额外支出的监督成本也就越低[1]。

在委托管理模式下，由于基本医疗保险基金盈亏责任与保险公司没有直接关系，因此保险公司没有进行不合理医疗费用管控的内生动力和积极性，需要政府社保机构对其过程进行密切监督，要求其按照合同约定履行相关责任。但是，这种难度是非常大的，要求政府社保机构投入的监督精力和资源

---

① 陈郁编.企业制度与市场组织——交易费用经济学文选［C］.上海人民出版社，1995：53—59.

也是比较大的。如没有监督，保险公司就不会有积极性真正认真地开展相关工作 ①。因此，在委托管理模式下，监督成本是很高的。

在全额承保模式下，基本医疗保险基金盈亏与保险公司的经营结果具有直接的关系，在管控不合理医疗费用方面，保险公司具有较强的内生动力积极、主动地开展工作，不需要政府社保机构过多地予以监督。但是，在为参保人员提供服务方面，由于全额承保模式下双方日常合作并不紧密，政府还需要花较多精力去监督保险公司，以确保保险公司能为参保人员提供优质的服务。因此，在全额承保模式下，监督成本处于一般水平。

在大病保险模式下，由于保险公司的赔付责任与基本医疗保险基金支出不是直接关联，而是只具有间接关系，因此，在控制基本医疗保险不合理医疗费用方面，保险公司虽然具有一定积极性和主动性，但是其内生动力与全额承保模式和共保联办模式相比有一定差距。与此同时，由于大病保险模式下政府社保机构和保险公司业务合作紧密程度较高（但仍低于共保联办模式），在为参保人员提供服务方面，监督成本低于全额承保模式（但高于共保联办模式）。因此，大病保险模式下监督成本总体与全额承保模式基本相当，属于"一般"层次。

在共保联办模式下，一方面，保险公司具有很强的内生动力去自觉管控不合理医疗费用风险，其主动性和积极性高于大病保险模式，与全额承保模式相当；另一方面，由于双方业务合作非常紧密，几乎达到无缝衔接的程度（紧密程度高于大病保险模式，更远高于全额承保模式），在监督方面也无须花费过多成本 ②。因此，从整体上来看，共保联办模式下监督成本相对是很低的。

（五）执行成本

执行成本与监督成本一样，都是与交易主体履行契约的内生动力和自身的主动性、积极性成负相关关系的。如果想要通过强制执行力确保交易主体履行契约义务，按照内生动力的强度排序，委托管理模式的执行成本是最高的，其次是大病保险模式，然后是共保联办模式和全额承保模式。

---

① 黄新华. 公共服务合同外包中的交易成本：构成、成因与治理 [J]. 学习与实践, 2013（6）：71—78.

② 方华，刘新，平谷新农合："共保联办"催生利益共同体 [N]，金融时报，2012-03-28.

（六）转换成本

从转换成本的角度，由于合作一方永远是政府社保机构，而另一方则可能是不同的保险公司，则转换成本主要是指更换不同的保险公司带来的成本。由此，保险公司承担的功能越多，政府变更合作对象后，对政府和参保人员的影响越大，带来的转换成本越高。从保险公司在基本医疗保险领域承担的责任和功能角度来看，全额承保模式承担的责任最高，其次是共保联办模式，然后是大病保险模式和委托管理模式。就大病保险模式和委托管理模式来说，委托管理模式虽然不承担赔付责任，但从管理和从事的工作内容来讲，与基本医疗保险的联系更为密切，涉及参保人的频率更高；大病保险模式虽然承担赔付责任，但赔付责任主要涉及的是基本医疗保险封顶线以上部分，从涉及基本医疗保险的频率和深度来讲，要低于委托管理模式。因此，从转换成本来讲，二者总体水平比较接近，都属于"一般"水平。转换成本从高到低的排序也依次是全额承保模式（高）、共保联办模式（较高）、大病保险模式（一般）和委托管理模式（一般）。

综合以上六项交易成本后得出结果如下：

表 7-3　四种模式下交易成本比较

-	委托管理模式	大病保险模式	共保联办模式	全额承保模式
信息搜寻成本	较低（5）	高（20）	较高（15）	较高（15）
协商决策成本	较低（5）	高（20）	高（20）	较高（15）
契约成本	一般	一般	一般	一般
监督成本	高（20）	一般（10）	低（0）	一般（10）
执行成本	高（20）	较高（15）	较低（5）	较低（5）
转换成本	一般（10）	一般（10）	较高（15）	高（20）
综合评价得分	60	75	55	65

注：由于在契约成本上四种模式没有太大差异，因此契约成本没有计入权重，其他五项成本总计100分，每项各占20%权重。每项成本自身满分为100分，分为"高、较高、一般、较低、低"五个档次，分别对应100分、75分、50分、25分和0分。每个模式的综合得分为各项加权后的总和。

从上表可以看出，共保联办模式的交易成本最低。因此，站在交易成本理论的视角，共保联办模式也是医疗保障制度引入市场机制四种模式中的最优选择。

第四节　基于机制设计理论的比较

一、机制设计理论概述

机制设计理论（Mechanism Design Theory）是博弈论和信息经济学的应用性衍生理论。其所关注的主要问题是，如何设计出一个合理的经济机制，使得经济活动参与者的个体利益和机制设计者所设定的目标一致，从而更好、更高效地实现给定的经济或社会目标。机制设计理论最重要的研究者包括赫尔维茨、马斯金、迈尔森等人。综合相关学者的观点，机制设计理论最关注三个方面的问题：参与约束、信息效率和激励相容约束。委托人设计机制时，出发点是希望得到最大的期望效用函数[1]。但是，他必须要考虑这三个方面的问题。

（一）参与约束

所谓参与约束（participation constraint），又称个人理性约束（individual rationality constraint）。作为参与博弈的另一方，一个理性的代理人面对一个给定的机制或规则时，只有当他认为参与此机制比不参与此机制能获得更高（或至少不是更低）的期望效用时，他才有可能接受这个机制安排。作为参照的他参与博弈时所能获得的最大期望效用被称为保留效用（reservation utility），实际上就是他的机会成本（opportunity cost）。满足参与约束的机制称为可行机制（feasible mechanism）。一个好的机制必须具有较强的可行性（feasibility）。

---

① 杨晚晴. 赫尔维茨的机制设计思想及其贡献［D］. 云南大学，2010：23—27.

（二）信息效率

信息效率（informational efficiency）是指一个经济机制要实现既定的经济或社会目标，所需要获取的信息量的多少、获取信息的成本和信息传递的成本。好的机制在信息效率上也应该有好的表现，包括在所需要的信息维度较少、信息获取成本较低、传递效率较高、传递成本较低等。

（三）激动相容约束

所谓激励相容约束（incentive-competitivity constraint），是指在某个特定的委托－代理机制下，除非代理人愿意或者有积极性去采取委托人所希望的行动，否则这个机制不能算是有效的。满足激励相容约束的机制又称为可实施机制（implementable mechanism）。可实施性即激励性也是衡量一个机制设计是否科学合理的重要因素[①]。

一个机制是否合理，需要从可行性、信息效率和激励性三个角度进行综合考虑和评估。

二、机制设计理论下几种模式的比较分析

（一）可行性（参与约束）比较分析

观察一种机制的可行性，主要是看在这种机制下代理人能获得多大的期望收益或者期望效用。

在四种模式中，委托管理模式下，作为代理人的保险公司期望收益是最低的。政府社保部门一般按照最高不超过基本医疗保险基金 2% 的比例（实践中往往不超过 1%）向保险公司支付管理费。考虑到管理基本医疗保险事务所需投入的人力、物力及所消耗的时间、精力等因素，保险公司最终所获得的期望效用总体上确实是比较低的。但是，由于保险公司不承担风险，它获得正效用的概率还是比较高的，只不过正效用的水平比较低而已。

在全额承保模式下，保费规模较大，保险公司的潜在收益是比较大的。但是，根据期望收益＝潜在收益 × 盈利概率的公式，决定期望收益的另一

---

① 张维迎.博弈论与信息经济学［M］.上海：上海人民出版社，2014：240—242.

个关键因素是盈利概率。由于全额承保模式缺乏政府社保机构的积极配合，在我国当前的医疗卫生环境和医疗保障运行风险条件下，保险公司依靠自身力量获得盈利的概率是非常低的（或者说出现经营亏损是大概率事件）。因此，此种模式下保险公司的期望收益实际上是很低的，甚至有很大可能为负。从实践来看，正因为如此，保险公司一般不太愿意按照这种模式与政府合作。事实上，至今为止，真正实施过的案例非常有限。即使实施过的案例，一般延续时间也不长，或者后来又转换为其他合作模式，就是因为这种模式实际上难以满足参与约束。

在大病保险模式下，虽然保费规模不及全额承保模式下大，但由于此种模式下政府仍然在很大程度上承担着管控基本医疗保险不合理医疗费用的责任，而且由于政府社保机构和保险公司在这种模式下有着相对较为紧密的合作关系，管控能力和效果相对较好，盈利的确定性即盈利概率较高，因此，此种模式下保险公司具备一定的期望效用水平。

在共保联办模式下，保险公司保费规模较大（高于大病保险模式但低于全额承保模式），潜在收益比较大。另一方面，在这种制度安排下，保险公司与政府社保机构的合作关系最紧密，合作控制不合理医疗费用风险的意愿、能力和效果也最好，作为结果，保险公司的盈利概率也最高。因此，此种模式下保险公司具有最高的期望效用。

从可行性或者期望效用的角度，从高到低依次为共保联办模式、大病保险模式、委托管理模式、全额承保模式。

（二）信息效率比较分析

影响信息效率的因素包括两个方面：所涉及信息数量的多寡和信息传递所需的成本。分析四种模式的信息效率，与第三节中分析四种模式的信息搜寻成本较为类似。四种模式下信息搜寻成本从高到低依次为大病保险模式、全额承保模式和共保联办模式（并列）、委托管理模式。但是，信息搜寻成本只是总信息成本的一部分，只反映契约订立前信息获取、交换和处理所需要的成本。除了信息搜寻成本之外，信息效率还需要考虑契约订立后、履行过程中相互之间信息获取、交换和处理所需要的成本 [1]。

---

[1] 田国强. 经济机制理论：信息效率与激励机制设计 [J]. 经济学. 季刊，2003（2）：271—308.

契约履行过程中信息成本的高低，与委托人、代理人双方协作方式的紧密程度具有直接关系。如果双方合作较为紧密，则在合作过程中随时都能很容易地了解到对方的相关信息（往往在顺便、附带的情况下就能完成）；由于彼此熟悉，沟通频繁，对彼此间相关信息的理解也就更为轻松、深入和快捷，因而信息成本就会比较低，信息效率也会比较高。如果双方合作不够紧密，则一方想要全面获取另一方的相关信息就会较为困难，往往需要专门采取措施，增加额外成本；信息获取以后，由于彼此之间日常接触较少、沟通不深入，对彼此信息的理解和处理必然就会较为困难，需要花费更多的成本，信息效率就会比较低①。

下面我们按照这一逻辑对于四种模式下契约履行过程中的信息效率情况进行比较。从双方协作的深入程度、衔接的紧密程度和业务合作的广泛程度来看，共保联办模式最高，双方自始至终都需要也有意愿开展全方位的紧密合作；其次是大病保险模式，双方之间也有着较为紧密的合作，但由于彼此关注重点有所侧重（政府社保机构关注基本医疗保险，保险公司关注基本医疗保险封顶线以上部分），因此在合作深度和广度上不如共保联办模式那么高；委托管理模式和全额承保模式由于只有其中一方真正关注基金盈亏风险，因此双方在业务过程中的合作意愿不高，也决定了业务流程以一方为主的特点，双方的协作较为松散，也不可能深入。当然，二者比较起来，由于委托管理模式下，基金赔付责任由政府社保机构承担而具体赔付事务由保险公司承担，双方仍然需要进行一定程度的衔接，相对于全额承保模式无论是基金赔付责任还是具体赔付事务都是由保险公司承担相比，委托管理模式下双方的合作程度要略高于全额承保模式。据此，契约履行过程中信息成本从高到低依次为全额承保模式、委托管理模式、大病保险模式、共保联办模式。

汇总四种模式下契约订立前信息搜寻成本和契约订立后信息交换成本，总信息成本情况比较如表 7–4：

---

① 田国强.经济机制理论：信息效率与激励机制设计［J］.经济学.季刊，2003（2）：271—308.

表7-4 四种模式下总信息成本比较

	委托管理模式	大病保险模式	共保联办模式	全额承保模式
契约订立前信息搜寻成本	较低（12.5）	高（50）	较高（37.5）	较高（37.5）
契约订立后信息交换成本	较高（37.5）	较低（12.5）	低（0）	高（50）
总信息成本	50	62.5	37.5	87.5

注：契约订立前的信息搜寻成本和契约订立后的信息交换成本各占50%权重。每项成本自身满分为100分，分为"高、较高、一般、较低、低"五个档次，分别对应100分、75分、50分、25分和0分。每种模式的综合得分为各项加权后的总和。

可以看出，总信息成本从低到高（即信息效率从高到低）依次为共保联办模式、委托管理模式、大病保险模式、全额承保模式。

（三）激励相容约束（激励性/可实施性）比较分析

按照张维迎在《博弈论与信息经济学》（1996）一书中的理论，医疗保障制度引入市场机制的合作模式选择属于信息不对称情况下的最优激励合同问题。在这种经济学意义的委托代理关系下，政府作为委托人希望保险公司能做好参保人员服务工作并有效管控不合理医疗费用，减少不必要的医保赔付（尤其是后者）。但是，对于作为代理人的保险公司是否如政府所愿努力工作，信息是不对称的。在这种情况下，委托人不可能使用"强制合同"（forcing contract）来强迫代理人按照委托人所希望的方式采取行动，而只能通过"激励合同"（incentive contract）来引导和鼓励代理人按照委托人的愿望和所设定的目标来采取行动。在信息不对称情况下，这种激励合同一般要求代理人必须承担一定的风险，才能让他自愿按照委托人的意愿去采取行动[1]。当然，由于风险与收益的对称性，这也意味着代理人在采取了委托人希望他采取的行动后，他自己也能实现自身效用的最大化。

在委托管理模式下，由于保险公司不承担任何基本医疗保险基金的盈亏风险，这种合作机制不能诱使保险公司自觉自发地按照政府社保机构的意愿去关注和尽最大努力有效管控不合理医疗费用、减少不合理医疗保险赔付。

---

[1] 张维迎.博弈论与信息经济学［M］.上海：上海人民出版社，2012：248—254.

因而这种机制对保险公司的激励作用是很低的，这也是委托管理模式最大的缺陷所在。

与之不同的是，在共保联办模式和全额承保模式下，基本医疗保险赔付风险与保险公司的利益直接相关，保险公司承担的风险是较大的。如基本医疗保险基金出现亏损，意味着保险公司也将出现亏损；如出现盈余，在扣除投入和成本后，意味着保险公司将获得利润。保险公司的目标与政府社保机构的目标是完全一致的，因而保险公司有充足的动力在努力实现自己效用最大化的同时，客观上同时实现委托人即政府社保机构希望保险公司达到的目标。可以说，这种机制设计的激励性是比较强的。至于这两种机制设计下的激励强度比较问题，虽然两种模式下，保险公司承担的基本医疗保险赔付份额存在差异，但就每增加／减少一个单位的边际赔付支出与保险公司利益的关联程度来讲，都是直接和完全关联，并不存在实质性的差异。因此，我们认为，这两种机制设计下的激励性总体上是差异不大的。

在大病保险模式下，保险公司虽然承担了一定的风险，但是这种风险（基本医疗封顶线以上赔付责任）与作为委托人的政府社保机构所关注的基本医疗保险赔付还不能算是完全一致的，二者总体上是一种间接关联的关系（尽管是正向关联）。因而虽然这种机制设计对于诱导、驱动保险公司努力工作以有效管控和降低基本医疗保险中的不合理医疗费用赔付具有一定的激励作用，但相对于全额承保模式和共保联办模式来说，这种机制设计的激励作用强度是有所弱化甚至扭曲的。

基于前述关于激励性（可实施性）分析，可以认为四种模式的激励性从高到低依次为共保联办模式和全额承保模式（并列）、大病保险模式、委托管理模式。

关于激励性问题，也可以借用张维迎在《博弈论与信息经济学》一书中介绍的一个委托－代理模型（最优激励合同模型）来进行比较。这个模型是霍姆斯特姆和米尔格罗姆（Holmstrom and Milgrom，1987）模型的简化与扩张。根据该模型，在考虑委托－代理模型的有效性时，既要考虑激励成本（incentive cost），即"由较低的努力水平导致的期望产出的净损失减去努力成本的节约"，激励成本越高，则代理人更有积极性去努力工作，着眼点是如何充分调动代理人的积极性，使其尽最大努力完成受委托的工作；又要考虑风险成本（risk cost），即未能达到理想的委托－代理状态（帕累托最优合作）时委托人所可能承受的风险，风险成本越高，委托人可能承受的风险越大。综合考虑激励成本和风险成本，如果委托人无法对代理人的努力水平进行观测，代理人就必须承担一定的风险，但风险承担水平应当是适当的。如果代理人风险承担水平过低（最极端的情形就是代理人不承担风险），则激励成本过低，代理人努力工作的动力不足；如果代理人风险承担水平过高（最极端的情形就是代理人承担全部风险），则委托人的风险成本过高，由于代理人的努力水平难以观测，如果代理人工作不努力，则对委托人来讲可能遭受的损失和风险就会过大[1]。按照这一逻辑，四种模式中的委托代理模式和全额承保模式就属于两种极端情形，要么激励成本过低，要么风险成本过高，都不足取。大病保险模式和共保联办模式虽然都属于代理人承担一定程度风险的情形，但从激励成本的角度考察，大病保险模式下基本医疗保险与大病保险的关联较为间接，激励成本相对较低，调动商业保险公司积极性效果方面不如共保联办模式。从风险成本的角度考察，我们认为大病保险模式和共保联办模式基本差不多。主要理由如下：在大病保险模式下，社保机构仍然承担基本医疗保险基金的全部赔付责任，但商业保险公司是否努力对基本医疗保险基金的最终赔付影响并不直接；在共保联办模式下，社保机构虽然仅承担基本医疗保险基金的部分赔付责任，但商业保险公司的努力程度对基本医疗保险基金的最终赔付影响是直接的，因此，从委托人即社保机构的角度来看，在大病保险模式和共保联办模式下，其风险成本是难以区分高下的。也就是说，共保联办模式的风险成本与大病保险模式基本相同而激励成本更高。综合来看，依据这一模型，共保联办模式是最优的。

鉴于在可行性、信息效率和激励性三个方面，共保联办模式的表现都是最优的。因此，我们可以说，基于机制设计理论进行比较，共保联办模式也是医疗保障制度引入市场机制一种最优的机制设计。

本章分别从情境决定论、实际运行成效、交易成本理论和机制设计理论四个角度对委托管理模式、大病保险模式、共保联办模式和全额承保模式进行了深入的分析和比较，均发现共保联办模式优于其他三种模式。由此，我们可以得出结论，下一步我国医疗保障制度引入市场机制，应以共保联办模式作为政策选择的方向。

---

[1] 张维迎.博弈论与信息经济学［M］.上海：上海人民出版社，2012：242—245.

第八章　结论与展望

第一节　主要结论

本书达到的结论实际上包括两个层次。第一个层次是：我国医疗保障制度面临的主要问题必须通过引入市场机制来解决。第二个层次是：在国内外社会医疗保险制度引入市场机制的各种模式中，共保联办模式最适合我国目前阶段的国情。

一、第一层次的结论

关于第一个层次的结论，主要通过社会保障及医疗保障理论、国外实践、我国医疗保险实际运行情况分析三个方面进行了论证。

（一）理论角度

又分为两个角度，即社会保障一般理论和医疗保障理论。从社会保障一般理论的角度来看，在福利主义社会保障理论和新自由主义社会保障理论先后风行一个多世纪以后，社会保障理论学界开始提出第三条道路理论。第三条道路理论总结福利主义和新自由主义社会保障理论的经验教训，提出在社会保障领域必须实行政府和市场紧密结合的道路的主张。这一理论也开始为越来越多的人所广泛接受。从医疗保障理论的角度来看，虽然主张应由政府提供医疗保障的公共产品理论、市场失灵理论和主张应由市场提供医疗保障的政府失灵理论曾经在不同的国家大行其道，但是，随着在这些理论指导下的实践逐渐出现各种问题，主张医疗保障应该由政府和市场共同提供的双失灵理论、准公共产品理论、双目标理论和复合型契约理论等先后出现并得到广泛认同。无论国际还是国内，主张社会保障和医疗保障应实行政府与市场相结合的理论逐渐成为主流。

（二）国外实践角度

从国际情况来看，医疗保障制度中政府与市场相融合的趋势已越来越明显。相关国家的医疗保障制度改革为这种趋势提供了明显的例证。福利型医疗保障制度的典型国家英国实行了引入市场机制的改革，市场化医疗保障制度的典型国家美国则进行了强化政府干预的奥巴马医改（虽然特朗普当选后的趋势还有待观察），实行社会医疗保障制度的典型国家德国、瑞士、荷兰等也都进行了旨在提高医疗保障体系运行效率、增强医疗保障制度活力的改革并取得了明显的成效。不同医疗保障制度模式的代表性国家不约而同地采取政府与市场相融合导向的改革，从实证角度为我国医保制度改革提供了方向借鉴——引入市场机制，提升运行效率①。

（三）我国医疗保障制度运行分析

通过对我国医疗保障制度运行情况的分析，指出我国医保体系目前最突出的问题还是运行效率问题。按照政府解决公平问题、市场解决效率问题的共识提高医保体系运行效率，只能通过引入市场机制来解决。指望通过增加对政府医保机构的投入来提高医保体系运行效率的想法是行不通的。

二、第二层次的结论

关于第二层次的结论，是通过两个步骤的论证完成的。

第一个步骤，我们通过国内外的实践，找出社会医疗保险制度引入市场机制的可行模式。由于我国采取的是社会医疗保险制度，在选取国外研究对象时，本书选取了几个典型社会医疗保险国家医保制度改革较为成功的例子——德国、瑞士和荷兰。三个国家的改革思路基本相似，都是有管理的竞争模式（也有人称为强制私营健康保险模式），其中最典型、最成功的是荷兰②。因此，我们将荷兰模式作为可供我国学习借鉴的备选模式之一。从国内来讲，我们将近些年来各地探索的四种模式都作为备选模式进行研究，包括委托管理模式、大病保险模式、共保联办模式和全额承保模式，其中全额承保模式在模式框架上与荷兰模式最为接近。

第二个步骤，从四个角度分别对几种备选模式进行了比较，以确定最符

① 阎建军.强制私营健康保险：双目标逻辑［M］.北京：社会科学文献出版社，2013：172—218.
② 仇雨临，黄国武.医疗保障转型中政府与市场的关系：以有管理的竞争理论为视角［J］.湖南师范大学社会科学学报，2015（4）：116—122.

合我国情况的目标模式。第一个角度，是从借鉴郑功成教授相关思想延伸提出的医疗保障情境决定论出发，结合我国现阶段国情，指出我国最适宜的医疗保障制度模式应该是强政府－强市场模式。在五种模式中，最接近强政府－强市场模式的就是共保联办模式。第二个角度，从实际运行效果的比较分析，发现委托管理模式、大病保险模式和全额承保模式存在不同程度的缺陷和问题，而共保联办模式则克服了其他模式存在的各种问题，综合表现相对最好。第三个角度，从交易成本理论出发，比较国内探索的四种模式的交易成本，发现共保联办模式的交易成本是最低的。而根据交易成本理论，交易成本最低的模式是效率最高的。第四个角度，以机制设计理论为依据，从可行性（参与约束）、信息效率、激励性（可实施性）三个角度对国内探索的四种模式进行比较。经过比较，我们发现，共保联办模式在三个方面都有着最好的表现，因而可以认为共保联办模式是相对最优的一个机制设计。在后三个角度下，考虑到荷兰模式运行环境与我国不同（第二个角度），政府与保险公司又并未形成交易或实质的合作关系（第三、第四个角度），因此，除第一个角度外，我们在进行比较时，并未纳入荷兰模式。但是，鉴于荷兰模式与全额承保模式最为相似，可以将全额承保模式的表现等同于荷兰模式。

通过以上两个步骤，我们对可供选择的五种社会医疗保障制度引入市场机制的模式进行比较分析后，得出共保联办模式最适合我国现阶段国情的结论。

第二节　未来展望

虽然我们得出结论，共保联办模式应该是我国医疗保障制度引入市场机制的目标模式，但这主要是从政策框架和改革方向上说的。具体到现实来讲，我们仍然还需要为进行全国性的推广进一步做好充分准备。

一、目前实践的瑕疵和完善方向

（一）现有共保联办案例的瑕疵

目前，共保联办模式仅在北京平谷等九个涉农郊区的新农合业务中实施，其中实施时间较长、模式较为完整并具备一窥全豹条件的案例就是"平谷模式"。从"平谷模式"来看，还存在着以下几个方面的问题：

1. 竞争性不足

由于与政府合作的只有一家保险公司，而且出于对转换成本的考虑，合作协议有效期持续数年，使保险公司事实上形成了一定程度的垄断。从政府希望通过引入保险公司实现的两个目标（有效管控不合理医疗费用和提升参保人员服务水平）来看，相对政府自己管理来说，虽然都有了很大提升，但是，从保险公司内生动力和积极性来看，管控不合理医疗费用的自觉性很高，而对参保人员的管理服务方面的积极性则相对较弱。主要原因是这些事项由于与保险公司经营结果无直接关联，又没有来自其他公司的竞争压力，而政府对之进行监督考核和强制执行的难度又较大，所以长期来看，这种缺乏竞争性的合作格局将难以保证参保人员管理服务的水平。

2. 现有医疗卫生管理体制对合作机制充分发挥作用还存在诸多制约

要有效管控不合理医疗费用，就必须借助政府强制力（尤其是行政处罚功能）对医疗机构（包括医务人员）和参保人员发挥实施保障作用。在共保联办模式下，双方优势互补，各有所长，应然状态是保险公司发挥市场机制优势，发现不合理医疗费用的苗头、趋势和线索，并进行干预和提醒。对于拒不纠正的医疗机构和参保人员，则提交政府部门进行处罚，以发挥威慑和遏制作用。然而，目前共保联办主要是在新农合领域，主管新农合领域的卫生行政部门同时又是医疗机构的主管单位，与医疗机构存在类似父子一样千丝万缕的联系，对医疗机构和医务人员的处罚往往不能及时、到位。这必然会使管控不合理医疗费用的效果大打折扣。对参保人员不合理行为的处罚也往往受到社会稳定等因素的干扰和制约。总体上看，政府在对医疗机构的管控中依然发挥着核心作用，其态度在很大程度上决定基金盈亏最后结果，从而也决定着保险公司的经营结果。保险公司仍然处于弱势、被动地位（而不是应有的平等地位），经营亏损的风险仍然很大。这就使模式的可持续性难以得到保证。

3. 医疗管控过于严格影响了参保人员满意度

在双方制定方案时，实际上很多由我国复杂的医疗卫生市场环境导致的风险无法准确估量，当然也无法在交易对价中充分体现出来。由于基本医疗保险基金规模较大，一旦亏损，给保险公司带来的损失往往是巨大的（又不像政府可以有财政资金兜底）。保险公司经营压力太大，不得不将控制盈亏风险放在首位，对参保人员和医疗机构管控往往过于严格，必然带来参保人员和医疗机构的不满意，一定程度影响参保人员满意度。

4. 现有医保统筹层次和特殊区位导致共保联办机制作用发挥受到局限

平谷等区属北京郊区，新农合仍然是区级统筹，主管部门是当地卫生局。保险公司与政府合作能够有效发挥作用的范围也局限于该行政区域。但是，由于与北京市区距离较近，很难不让参保人员到市区去就医，导致近半数的医疗行为发生在北京市区的一些大型三级甲等医院，在这些医疗机构发生的医疗行为无论是区级政府还是保险公司基本上无力进行监督和管控。

当然，上述问题都不是共保联办模式本身的基本逻辑问题，而是由外部其他因素（尤其是医疗卫生环境和医保遗留问题）引起的，或是模式自身在某些细节上不完善造成的。另外，总体上来讲，模式本身还缺乏系统性和规范性。

（二）完善方向

针对目前共保联办实践中存在的问题，并在总结前期共保联办及其他模式经验教训的基础上，建议对共保联办模式按照以下思路进行完善：

1. 完善共保联办模式的基本原则

建立、完善共保联办制度体系应当遵循以下几个原则：

（1）目标一致：应尽可能让政府部门和保险公司的目标保持一致，实现行为同向。

（2）多方共赢：确保实现社保机构、保险公司、参保人员乃至医疗机构的多方共赢。只有这样，这一模式才可能推行下去，也才能够持续运行。

（3）适度竞争：在引入市场力量时，最好能有适度的竞争存在，对承办主体（保险公司）形成外部压力，以促使其不断提高效率、改善管理、提升服务[1]。

（4）优势互补：社保机构重点在需要行政强制力予以保证的环节发挥作用；保险公司重点在需要通过市场机制提高效率的环节发挥作用，尤其是要充分发挥其信息发现功能。

---

[1] 徐娜. 我国医疗保险改革中市场竞争与政府规制互动机制研究［D］. 吉林大学，2015：39-40.

（5）降低成本：在努力降低不合理医疗消费带来的赔付成本的同时，也要致力于降低医保运行的行政成本。

2. 主要制度框架

（1）政府与市场的职责分工与组织体制

①职责分工。政府社保机构应重点行使动员参保、对医疗机构和参保人员不合理医疗行为或欺诈行为的处罚职能；保险公司重点行使承保、结算、通过巡查发现医疗机构或参保人员违规线索、健康管理等方面的职能。②与之相应的组织体制。可设立两个层面的机构：一是作为协调机构的医保运行委员会（社保机构、保险公司、卫生部门等共同组成）；二是作为执行机构的合署办公组织（由社保机构和保险公司派驻的工作人员共同组成，按照职责统一划分不同职能科室，每个科室最好由双方共同组成）。

（2）保险公司的选择、监督、考核与淘汰机制

①准入机制：重点从风险承受能力、医保管理经验、前期市场口碑等几个方面设置准入门槛，选择2家以上保险公司作为实行共保联办的合作主体。②运行监督机制：对选中的保险公司实行全程监督，确保保险公司的行为模式符合社保运行目标要求。③考核机制：每个年度和每个合作期结束，应对共保联办的情况进行评估，并重点从医疗费用管控、参保人员满意度等几个方面设置考核指标并进行考核，客观评价共保联办的运行效果。④退出机制：可借鉴昆明大病保险的经验，在每个合作期结束时，根据考核结果，对排名靠后的保险公司进行淘汰，引入新的合作伙伴。

（3）"共保"机制

①共同制定保障方案和费率水平：发挥社保机构政治优势、数据优势和保险公司精算能力优势，共同协商确定保障方案和费率水平。最终决定权由政府社保机构掌握。

②共保比例与服务人群：保险公司承担的共保比例既不宜过高，也不宜过低。过高则保险公司难以承担风险且容易出现政府放松管理的倾向，过低又不能充分调动保险公司的积极性。建议保险公司共保比例总共不宜高于60%，但不低于40%；单家保险公司不低于20%。服务人群可依照县级行政区域为基础，综合考虑每个区域人群的风险情况（年龄、职业、健康状况等），划分不同的标底对两个以上保险公司进行招标。条件成熟的地方可借鉴荷兰实行参保人员选择保险公司的制度。

③风险调剂基金制度：一是考虑年度之间发病概率的差异，保留保费的一定比例作为风险调剂基金，以调剂不同保险年度的丰歉和不同人群之间的不同风险。二是借鉴太仓模式，保险公司承保份额中盈利超过 10%（合理的成本弥补比例）的部分，也纳入风险调剂基金，发挥调剂作用。三是社保机构承保份额中全部结余部分纳入风险调剂基金。

④保本微利原则：鉴于此业务的特殊性质，保险公司参与此类业务宜明确保本微利的原则，盈利一般不得超过 10%。当然，如遇特殊情况，保险公司亏损超过 10% 的，确非保险公司自身原因造成的，可以申请从风险调剂基金中给予补偿，以避免保险公司因经营压力过大而对医疗机构和参保人员管理过于严格①。

⑤商业保险公司的动力保障安排：在通过保本微利原则和风险调剂基金进行调节的基础上，还应积极支持保险公司开展补充医疗保险和其他商业健康保险业务，使保险公司能够从共保联办中获益（不一定是直接获益），确保保险公司参与共保联办的积极性。

（4）"联办"机制

①联办依托的行政层级：建议以地市级（包括直辖市）作为合作载体。一是县区业务规模过小，无法支撑共保联办所需要的规模经济效应。二是参保人员就医往往不在县区，以县区为承载主体在管理上存在较大难度。当然，以省、自治区为载体又存在管理半径过大、管理服务困难的问题。

②各个环节的协作机制：在医疗保障各个环节，政府社保机构和保险公司按照表 8-1 安排进行协作。

表 8-1　共保联办模式下社保机构和保险公司分工

	社保机构	保险公司
参保环节	参保动员、保费收缴	协助参保动员、收费并负责承保录入等事务性工作
医疗行为管控环节	对违规医疗机构、医务人员和参保人员进行处罚或协调相关部门进行处罚	对医疗机构进行巡查、核查，发现问题线索并负责查明事实，对医疗机构、医务人员和参保人员进行提醒和沟通
理赔结算环节	基金拨付	具体结算支付事宜

① 郑秉文，张兴文.一个具有生命力的制度创新——大病保险"太仓模式"分析［J］.行政管理改革，2013：21—29.

续表

	社保机构	保险公司
健康管理环节	组织相关参保人员参与健康管理项目，协调相关部门配合健康管理实施	组织实施健康管理项目

③信息、数据共享机制：为保障保险公司有效实施相关职能，社保机构应向保险公司开放其信息系统和相关数据，并建立社保信息系统与保险公司业务系统的连接。

④监督检查委托授权机制：保险公司工作人员对医疗机构、医务人员和参保人员进行巡查和提醒时，需获得社保机构的正式授权，才具有合法性和权威[1]。这就需要建立规范的委托授权机制。

⑤保险公司运行投入保证机制：为确保保险公司参与共保联办的效果，必须在共保联办合作协议中对保险公司投入的人力、物力等作出规定，要求保险公司必须投入必要的人员和设施及财力。具体可根据项目情况确定。

二、推广前景及需要进一步创造的条件

（一）推广前景

总体来看，我国目前在医疗保障领域推广共保联办模式的条件是基本成熟的。

1. 大病保险制度的建立为推广共保联办模式奠定了良好基础

2012年，国家发改委等6部门联合下发了《关于开展城乡居民大病保险工作的指导意见》（发改社会〔2012〕2605号）。此后，国务院又先后制定了几个文件，在全国推广大病保险制度。各地也根据自身情况出台了实施意见。经过近5年的努力，大病保险制度在全国大部分地区建立起来。这就从几个方面为推广共保联办模式奠定了良好基础。一是解决了在医疗保障制度中引入市场机制的认识问题。一直以来，不少地方的医保主管部门对于在医疗保障中引入市场机制心怀疑虑，尤其是担心没有政策依据。国务院文件的

---

① 郑秉文，张兴文.一个具有生命力的制度创新——大病保险"太仓模式"分析［J］.行政管理改革，2013（6）：21—29.

下发，从国家层面对于医疗保障引入市场机制给予了认可和肯定，从而打消了各地医保主管部门的顾虑。共保联办是一种与大病保险类似的合作模式，医保主管部门对共保联办模式的抵触和疑虑也必将大大减弱。二是医保主管部门与商业保险公司对于合作开展医疗保障相关事务也获得了一定的经验。在此基础上，如推广共保联办模式，能够更快地理清合作思路，减少磨合过程。三是参保人员对于由商业保险公司提供相关管理服务，也能够更快的接受和适应。

2. 商业保险公司已具备一定的专业运营能力基础

近几年来，商业保险尤其是专业健康保险获得了长足的发展，在精算、不合理医疗费用管控、客户服务、健康管理等各个方面的能力都得到了很大提高，完全有能力与政府医保主管部门合作，按照共保联办模式承担医疗保障管理服务。

（二）需要进一步创造的条件

1. 从政策上为商业保险公司以共保联办模式介入基本医疗保险领域提供更为明确的依据

虽然大病保险模式已经获得了国家层面的认可，但是大病保险毕竟不是属于基本医疗保险领域。虽然近期国务院在医疗卫生体制改革工作要点里提出："在确保基金安全和有效监管的前提下，以政府购买服务的方式委托具有资质的商业保险机构等社会力量参与基本医保经办服务"[①]，但一些地方的医保主管部门仍然对商业保险介入基本医疗保险领域存在疑虑，需要更为明确的政策的依据。在财务会计等配套政策方面，商业保险公司承保基本医疗保险也缺乏明确政策规定。这也导致共保联办模式在政策上仍面临一些障碍，亟需在国家政策层面给予明确依据。

2. 积极培育专业健康保险机构，并鼓励保险公司开展共保联办业务

专业健康保险开展医疗保障事务的专业能力更强，更多专业健康保险公司能为推广共保联办模式创造更好条件。一是鼓励开办专业健康保险公司。

---

① 国务院办公厅，关于印发深化医药卫生体制改革 2016 年重点工作任务的通知［Z］，国办发〔2016〕26 号。

考虑到综合性保险集团和其他金融集团风险承受能力较强，服务网点分布广泛，因此要重点鼓励综合性保险集团和其他金融集团成立专业健康保险公司。二是对保险公司开展医保共保联办业务免予征税，改善共保联办业务效益状况，增强保险公司开展共保联办业务的动力。三是积极推动其他非公司型医保团体（如职工互助医疗保险基金）向专业化方向转变，以增加市场主体。

3. 尽快实现城乡医保一体化运行

在碎片化的城乡医保运行体制下，对医疗机构很难进行一体化的监督和管理，实施共保联办存在诸多困难，运行效果也将受到很大影响。同时，与基本医疗保险一样，如果保险公司按照共保联办模式与政府医保部门进行合作，也需要进行重复投入，大大增加保险公司的经营成本，影响保险公司参与的积极性，增加保险公司经营获利的难度。

4. 尽快推进医疗保障全面实现地市级统筹

正如前面说过的，县区级统筹实际上不适合作为共保联办的实施载体，最适合共保联办模式的合作层级应该是地市级。因此亟需尽快提升统筹层级，全面实现地市级统筹（也有人认为省级统筹是最为理想的统筹层次[1]，但目前存在较大困难，可作为远期目标），为共保联办创造更好条件。

5. 积极推动医保数据与信息系统对商业保险公司开放

目前这方面存在一定的政策与认识障碍，医保主管部门总体上不愿意对商业保险公司全面开放信息系统和医保数据，不利于商业保险公司在共保联办运行过程利用相关数据，发挥专业优势，更好地充分发挥作用。需要从政策上予以突破，为共保联办提供必要的信息与数据支持。

6. 进一步推动医疗卫生体制改革

尤其是要大力发展民营医院，形成对公立医院的有效竞争，推动医疗服务成本的降低和医疗服务质量的提高[2]，为共保联办机制充分发挥作用、不断深化管理式医疗应用创造良好条件。

---

① 周东旭.专访社保专家郑秉文：为什么必须重提医改［N］.财新网，2016–08–23.
② 周东旭.专访社保专家郑秉文：为什么必须重提医改［N］.财新网，2016–08–23.

中外参考文献

［1］［英］威廉·贝弗里奇.贝弗里奇报告——社会保障和相关服务［M］.北京：中国劳动社会保障出版社，1995.

［2］［美］米尔顿·弗里德曼.资本主义与自由［M］.北京：商务印书馆，2006.

［3］［美］维托·坦茨.政府与市场：变革中的政府职能［M］.北京：商务印书馆，2015.

［4］［美］亚龙·布鲁克，唐·沃特金斯.自由市场革命：终结大政府之路［M］.上海：上海译文出版社，2014.

［5］［英］弗里德里希·冯·哈耶克.自由秩序原理［M］.北京：生活·读书·新知三联书店，1997.

［6］［美］詹姆斯·M.布坎南，戈登·塔洛克.同意的计算：立宪民主的逻辑基础［M］.北京：中国社会科学出版社，2001.

［7］［英］安东尼·吉登斯.第三条道路：社会民主主义的复兴［M］.北京：北京大学出版社，2000.

［8］［美］保罗·萨缪尔森，威廉·诺德豪斯.经济学［M］.北京：人民邮电出版社，1954.

［9］［英］斯蒂芬·芒迪.市场与市场失灵［M］.北京：机械工业出版社，2009.

［10］［英］罗纳德·H.科斯.制度、契约与组织：从新制度经济学角度的透视［M］.北京：经济科学出版社，2003.

［11］李玲.健康强国：李玲话医改［M］.北京：北京大学出版社，2003.

［12］张维迎.市场与政府：中国改革的核心博弈［M］.西安：西北大学出版社，2014.

［13］乌日图.医疗保障制度国际比较［M］.北京：化学工业出版社，2003.

［14］阎建军.强制私营健康保险：双目标逻辑［M］.北京：社会科学文献出版社，2013.

［15］陈心颖.我国医疗保障制度改革取向刍议——基于公共产品的视角［J］.中共福建省委党校学报，2008（11）.

［16］冉永兰，张娟，王磊.浅析荷兰医疗保险改革［J］.卫生经济研究，2010（7）.

［17］刘晴.荷兰医改启示：有管理的竞争［J］.中国社会保障，2011（1）.

［18］尹莉娟.从分散到统一：荷兰基本医疗保险制度改革对我国的启示［J］.中国卫生事业管理，2008（2）.

［19］徐巍巍，费南德，冯德凡，董朝晖.荷兰卫生体系管理竞争改革的经验及对我国的

启示》[J].中国卫生政策研究，2011（7）.

［20］丁少群，许志涛，薄览.社会医疗保险与商业保险合作的模式选择与机制设计［J］.保险研究，2013（12）.

［21］范迪军.医保改革的德国经验［J］.行政管理改革，2012（4）.

［22］朱铭来，陈妍，王梦雯.美国医疗保障制度改革述评［J］.保险研究，2010（11）.

［23］李俊.商业保险公司参与社会医疗保险管理的模式研究［R］.西南财经大学，2012.

［24］安春燕.医疗保险的产品属性及其政府定位［R］.首都经贸大学，2013.

［25］徐娜.我国医疗保险改革中市场竞争与政府规制互动机制研究［R］.吉林大学，2015.

［26］杨斌，杨植强.美国医疗保障制度的嬗变及启示［J］.中州学刊，2013（2）.

［27］王雁菊，孙明媚，宋禾.英国医疗保障制度的改革经验及对中国的启示［J］.医学与哲学，2007（8）.

［28］李瑞桐.英国医疗保障制度框架研究［J］.经济研究导刊，2015（21）.

［29］孟志敏."布莱尔政府"国民健康保障改革及其借鉴［R］.中央民族大学，2008.

［30］房珊杉，孙纽云，梁铭会.德国医疗保障体系改革及启示［J］.中国卫生政策研究，2013（1）.

［31］梁云凤.德国社会保障制度现状及其改革趋势［J］.经济研究参考，2011（61）.

［32］周毅.德国医疗保障体制改革经验及启示［J］.学习与探索，2012（2）.

［33］郭林，杨植强.奥巴马医疗保障制度改革综论［J］.江汉论坛，2013（3）.

［34］侯立平.日本医疗保险制度：绩效、问题与改革［J］.上海保险，2011（1）.

［35］柳清瑞，宋丽敏.基于制度稳定性的日本医疗保险制度改革分析［J］.日本研究，2006（4）.

［36］王文素，宁方景.基于政府与市场"双失灵"理论探讨中美医改前途［J］.河北经贸大学学报，20014（9）.

［37］刘海兰，何胜红.论 PPP 模式在我国基本医疗保障体系建设中的运用［J］.北京劳动保障职业学院学报，2012（1）.

［38］蔡江南，胡苏云，黄丞，张录法.社会市场合作模式：中国医疗卫生体制改革的新思路［J］.世界经济文汇，2007（1）.

［39］仇雨临，黄国武.医疗保障转型中政府与市场的关系：以有管理的竞争理论为视角［J］.湖南师范大学社会科学学报，2015（4）.

［40］张晓，胡汉辉，高璇.在医疗保障体制建设中找准政府与市场的定位［J］.中国医疗保险，2010（2）.

［41］安春燕，贾志文，曾月红，崔洁.政府在医疗保障领域中的新定位［J］.时代经贸，2013（2）.

［42］左延莉，王小万，马晓静.日本医疗保险体系的发展历程［J］.中国卫生资源，2009，12（1）.

［43］伍凤兰.日本全民医疗保障制度的启示［J］.卫生经济研究，2008（2）.

［44］庄波.德国法国医疗保险体系简介［R］.国际劳工组织内部报告，2011.

［45］杨涛，王权，王飞，王梓桦.大病保险试点：问题及策略［J］.中国保险，2014（10）.

［46］王红漫，张敏怡，王晓蕊.山西省社会医疗保险满意度因子分析［J］.中国卫生统计，2016（2）.

［47］王琬.社会医疗保险组织体制研究——基于分散型模式与集中型模式的比较［R］.中国人民大学，2011.

［48］顾昕.全民免费医疗的市场化之路：英国经验对中国医改的启示［J］.东岳论丛，2011（10）.

［49］郑功成.东亚地区社会保障模式论［J］.中国人民大学学报，2012（3）.

［50］杨燕绥，李海明.公共服务外包的治理机制研究——医疗保险外包的中美案例比较［J］.中国医疗保险，2013（9）.

［51］郑功成.全民医保下的商业健康保险发展之路［J］.中国医疗保险，2012（11）.

［52］顾昕.全球性医疗体制改革的大趋势［J］.中国社会科学，2005（6）.

［53］杨燕绥.社会保障：最大项公共品之一［J］.中国劳动保障，2006（4）.

［54］顾昕.走向有管理的市场化：中国医疗体制改革的战略性选择［J］.经济社会体制比较，2005（11）.

［55］郑秉文.中国社会保险经办服务体系的现状、问题及改革思路［J］.中国人口科学，2013（12）.

［56］杨燕绥.大病保险的因与果［J］.中国医疗保险，2013（8）.

［57］杨星.商业健康保险参与社会医疗保障体系管理和服务的国际经验与思考［J］.中国保险，2009（11）.

［58］郑秉文，张兴文.一个具有生命力的制度创新——大病保险"太仓模式"分析［J］.行政管理改革，2013（6）.

［59］宋占军.城乡居民大病保险运行评析［J］.保险研究，2014（10）.

［60］［匈］雅诺什·科尔奈，翁笙和.转轨中的福利，选择和一致性［M］.北京：中信出版社，2003.

［61］朱俊生.商业健康保险在医疗保障体系中的角色探讨［J］.保险研究，2010（5）.

［62］朱俊生.商业健康保险在医疗保障体系中定位的理论阐释［J］.人口与经济，2011（1）.

［63］朱铭来.论商业健康保险在新医疗保障体系中的地位［J］.保险研究，2009（1）.

［64］乌日图.医疗保险制度改革的回顾和展望［J］.中国医疗保险，2014（6）.

［65］［美］奥利弗·E.威廉姆森.资本主义经济制度：论企业签约与市场签约［M］.北京：商务印书馆，1985.

［66］乌日图.关于大病保险的思考［J］.中国医疗保险，2013（1）.

［67］郑秉文.信息不对称与医疗保险［J］.经济社会体制比较，2002（6）.

［68］李波，郑志丹.医疗卫生领域的市场失灵和政府干预：中美医疗体制改革的经济学分析［J］.比较，2012（1）.

［69］张维迎.博弈论与信息经济学［M］.上海：上海人民出版社，2004.

［70］方华，刘新.平谷新农合："共保联办"催生利益共同体［N］.金融时报，2012.03.28.

［71］赵广道."共保联办"模式助力北京医疗改革［N］.中国保险报，2015-04-10.

［72］裴炯华."共保联办"的平谷试验［N］.医药经济报，2014-09-03.

［73］崔启斌.新农合"共保联办"模式有望推广［N］.北京商报，2012-12-05.

［74］裴炯华."共保联办"可望在京推行［N］.医药经济报，2014-01-15.

［75］李思阳.六地区医保基金可支付不足半年［N］.经济参考报，2014-01-15.

［76］周东旭.专访社保专家郑秉文：为什么必须重提医改［J］.财新网，2016-08-23.

［77］余晖.医疗改革的困境与出路［J］.健康界，2012-09-26.

［78］宋圭武.新常态下经济增长的驱动力［J］.红旗文稿，2015（4）.

［79］陈东.企业社会保险负担［J］.管理学家，2014（21）.

［80］马海龙.正确认识新常态下的中国经济增长速度［J］.经济师，2015（3）.

［81］罗云.我国企业社会保险缴费负担承受能力研究［R］.武汉科技大学，2008.

［82］李珍，王向红.减轻企业社会保险负担与提高企业竞争力［J］.经济评论，1999（5）.

［83］罗云.我国社会保险缴费率水平分析［R］.北京交通大学，2014.

［84］马光远.供给侧改革就是要为企业减负［N］.财经网，2015-12-24.

［85］张杰.供给侧结构性改革之降成本七大举措［N］.证券日报，2016-4-16.

［86］孙华.社保费率连续下调助力供给侧结构性改革［N］.证券日报，2016-7-13.

［87］李忠献.2015年中国保险深度为3.59%［N］.中国保险报，2016-03-03.

［88］朱俊生，安领娟，申静.掘金健康险：发展进入黄金期，近年来增长加快［N］.金融博览财富，2015-09-23.

［89］张羽，张晓芬.我国医疗费用不合理上升的原因探析——基于信息不对称视角［J］.科技与企业，2014（1）.

［90］尹奋勤.我国医疗卫生资源分配中存在的问题和对策［J］.中国市场，2008（44）.

［91］王娇.我国城乡医疗资源配置不均衡引发的问题［J］.唐山师范学院学报，2011（11）.

［92］任苒.城乡卫生资源配置的差异及发展思考［W］.中国卫生人才网，2014.7.17.

［93］原泉，陈曦.不同层次医院医疗人才资源分配状况调查及对策［J］.健康必读月刊，2011（3）.

［94］金振娅.公立医院逐利机制怎么破［N］.光明日报，2015.05.19.

［95］马雷，李道苹，龚勋，张黎，李玉丹，赖昕，张文斌.我国公立医院补偿机制现状浅析［J］.中国医院管理，2011（7）.

［96］卫生部副部长：公立医院改革亟需建立补偿机制［W］.中国新闻网，2013.03.14.

[97] 杨帆，裴敬，罗增永.我国医疗服务定价体系相关问题探讨［J］.中国医疗管理科学，2015（11）.

[98] 中国医师协会.中国医师执业状况白皮书［J］.2015-05-27.

[99] 张柯庆，金苏华.浅议医疗服务价格管理中存在的问题及对策［J］.卫生经济研究，2008（7）.

[100] 阎建军.中国医改方向与商业健康保险发展路径［M］.北京：中国金融出版社，2015.

[101] 李玉华.我国商业健康保险：发展现状、问题及对策［J］.山西财政税务专科学校学报，2015（12）.

[102] 许振洲.漫话中国的国家干涉主义传统：中间地带.http：//www.360doc.com/content/11/1121/16/1281444_166238925.shtml

[103] 朱中伟."小三线"福建三明的医改余音［N］.证券时报，2017-02-04.

[104] 陈冉，石瑜.管窥德国医药卫生体制［J］.中国卫生人才，2013（6）.

[105] 党的十八大以来我国卫生与健康事业发展成就综述［N］.人民日报，2016-08-19.

[106] 孟伟.论社会保险经办机构在建立城镇职工基本医疗保险制度中的作用［J］.中国卫生经济，2000（1）.

[107] 申曙光，侯小娟.我国社会医疗保险制度的"碎片化"与制度整合目标［J］.广东社会科学，2012（3）.

[108] 刘艳丽，周磊，罗子荣.城镇居民基本医疗保险的满意度现状研究［J］.黑龙江医学，2015（10）第1期.

[109] 唐霁松.医保经办管理与时俱进的几点意见——基于建立"四更"全民医保推进健康中国建设的思考［J］.中国医疗保险，2016（12）.

[110] 沈华亮.商业保险机构经办社会医疗保险可行性分析［J］.中国医疗保险，2011（12）.

[111] 梁曦.浅论新农合商业保险运行机制的构建——对"洛阳模式"的研究［J］.财经界，2014（1）.

[112] 陈维良.基本医保委托管理"洛阳模式"剖析［J］，中国医疗保险，2011（4）.

[113] 杨江蓉，张玲.洛阳市"五险合一"模式中社保服务体系的创新［J］，粮食流通技术，2014（3）.

[114] 高广颖，常文虎，韩优莉.商业保险机构参与新农合经办的条件与对策——基于6个典型地区的调研［J］.中国卫生政策，2013（5）.

[115] 中国保险行业协会.商业健康保险国别研究报告［M］.北京：中国金融出版社，2015.

[116] 彼得·弗里德里希，郭小沙.社会保险改革中的立法与利益平衡：2007年德国医疗卫生改革》［J］.社会保障研究，2007（1）.

[117] 朱明君.德国法定医疗保险费用支付制度［J］.中国医疗保险，2012（4）.

［118］丁纯.德国医疗保障制度现状、问题与改革［J］.欧洲研究，2007（12）.

［119］王川，陈涛.德国医疗保障制度的改革及启示［J］.经济纵横，2009（7）.

［120］娄宇."管办分离"与"有序竞争"——德国社会医保经办机构法律改革述评与对中国的借鉴意义［J］.比较法研究，2013（5）.

［121］赵斌.基于郡管理的瑞士医保调剂金制度［J］.中国医疗保险，2012（9）.

［122］邓绍平，钟若冰.世界医改启示录（四）全保险制度下的瑞士医疗体系［J］.中国医院院长，2011（13）.

［123］孙翎.中国社会医疗保险基金运行——基于地区差异的研究［M］.北京：经济管理出版社，2015.

［124］吴传俭.社会医疗保险承受力问题研究［M］.北京：经济科学出版社，2014.

［125］沈世勇.社会医疗保险基金收支的可持续性透析［M］.上海：上海交通大学出版社，2014.

［126］吴传俭，王玉芳.社会医疗保险可持续发展机制研究［M］.北京：经济科学出版社，2014.

［127］中国医疗保险研究会.完善中国特色医疗保障体系研究报告［M］.北京：中国劳动社会保障出版社，2015.

［128］熊志国，阎波，锁凌燕.中国商业健康保险发展模式探索——兼论医疗保障体系发展的价值与取向［M］.北京：北京大学出版社，2012.

［129］张仲芳.全民医疗保障与医疗卫生公共投入研究［M］.北京：经济科学出版社，2013.

［130］吴雅杰.中国转型期市场失灵与政府干预［M］.北京：知识产权出版社，2011.

［131］张奇林，杨红燕.中国医疗保障制度改革研究——以美国为借鉴［M］.武汉：武汉大学出版社，2007.

［132］李新平.医疗保障制度的效率分析［M］.天津：南开大学出版社，2015.

［133］陈郁编.企业制度与市场组织——交易费用经济学文选［M］.上海：格致出版社，上海三联书店，上海人民出版社，1995.

［134］崔寅.外国医疗保障制度［M］.北京：中共中央党校出版社，2008.

［135］勇素华.台湾地区全民健康保险制度研究［M］.北京：九州出版社，2014.

［136］锁凌燕.转型期中国医疗保险体系中的政府与市场［M］.北京：北京大学出版社，2010.

［137］朱胜进.中国医疗保障制度创新研究［M］.杭州：浙江工商大学出版社，2009.

［138］江苏省医疗保险优秀论文汇编（2008），江苏省医疗保险研究会编印.

［139］江苏省医疗保险优秀论文汇编（2009），江苏省医疗保险研究会编印.

［140］毛瑛，吴涛.医疗保险基金管理［M］.北京：科学出版社，2015.

［141］张晓，黄明安.医疗保险国际比较［M］.北京：科学出版社，2015.

［142］李玉泉.中国健康保险发展研究报告（2011）［M］.北京：中国经济出版社，2013.

[143] 黄新华.公共服务合同外包中的交易成本：构成、成因与治理［J］.学习与实践，2013（6）.

[144] 邓峰，吕菊民，高建民，安海燕.我国与发达国家医疗资源和卫生费用比较分析［J］.中国卫生经济，2014（2）.

[145] 全国总工会新生代农民工问题课题组.2010年企业新生代农民工状况调查及对策建议［R］.

[146] 李兰.当前企业发展面临的困难及政策建议［R］.北京：国务院发展研究中心公共管理与人力资源研究所，2016.1.21.

[147] 杨团.医疗卫生服务体系改革的第三条道路［J］.浙江学刊，2006（1）.

[148] 黄喜顺，邱耀辉，吴义森.我国健康保险与健康管理结合模式的探讨［J］.医学理论与实践，2011（10）.

[149] 马建忠.医保"湛江模式"升级［N］.南方都市报，2015-09-17.

[150] 李宁怿.大病医保模式研究——以湛江模式为例［R］.对外经济贸易大学，2015.

[151] 曾理斌.大病医疗保障"湛江模式"的成效、经验与模式［J］.《西部论坛》，2014（7）.

[152] 万金花.全面理解企业的性质——读科斯《企业的性质》有感［J］.中外企业家2013（14）.

[153] 杨晚晴.赫尔维茨的机制设计思想及其贡献［R］.云南大学，2010.

[154] 田国强.经济机制理论：信息效率与激励机制设计［J］.经济学.季刊，2003：2（2）.

[155] 葛延风.医疗卫生领域不应该市场化［J］.财经界，2006（6）.

[156] 王东进.社保与商保混淆不得，错位不得［J］.中国医疗保险，2012（9）.

[157] 熊先军.社保与商保经办的优势比较［J］.中国医疗保险，2013（10）.

[158] 胡晓义.我国基本医疗保障制度的现状与发展趋势［J］.行政管理改革，2010（6）.

[159] 王东进.医保管理体制千万不能再折腾［J］.中国医疗保险，2013（5）.

[160] 郑功成.应当理性选择我国的医疗保险管理体制［J］.中国医疗保险，2013（5）.

[161] 杨燕绥，吴渊渊.社保经办机构：服务型政府的臂膀［J］.中国社会保障，2008（3）.

[162] 杨燕绥.建设服务型政府，做强社保经办机构［J］.中国劳动保障报，2008-3-13.

[163] 顾昕.走向有管理的竞争：医保经办服务全球性改革对中国的启示［J］.学习与探索，2010（1）.

[164] 蒋正忠，陈程.江阴市建立新型农村合作医疗制度的做法和效果［M］.//构建与完善现代医疗保障体系.南京：东南大学出版社，2008.

[165] 王继辉."洛阳模式"是如何练就的［N］.洛阳日报，2010-1-26.

[166] 祖兆林.大病保险"太仓模式"促建美丽中国［N］.中国保险报，2012-12-21.

[167] 张晓.政府、市场在医疗保障体制中的地位和作用［M］.//构建与完善现代医疗保障体系.南京：东南大学出版社，2008.

［168］顾昕.走向有管理的竞争：医保经办服务全球性改革对中国的启示［J］.学习与探索，2010（1）.

［169］仇雨临，黄国武.大病保险运行机制研究：基于国内外的经验［J］.中州学刊，2004（1）.

［170］张杰.商业保险公司参与社会医疗保险管理的模式分析［J］.西部金融，2013（11）.

［171］OECD Health Data 2010, September 2010, http：//www.oecd.org.

［172］Z ü ckler, EinspareffekteneuerVersicherungsformen in der Schweiz und derenÜbertragbarkeitauf das deutsche Gesundheitssystem, Diss., Berlin 2000.

［173］Enthoven A・C,《Managed Competition：an agenda for action》［J］.Health Affairs, Summer, 27–47, 1988.

［174］Tanja Klenk, Philine Weyrauch & Alexander Haarmann,《Beyond Policy Reforms： Governance Reforms in the Health Insurance Sector – Germany, France, and the Netherlands Compared》［R］.The European Research Institute, December 2008.

［175］Frederik T. Schut, Stefan Gres, Juergen Wasem,《Consumer Price Sensitivity and Social Health Insurer Choice in Germany and the Netherlands》［J］.International Journal of Health Care Finance and Economics, Vol. 3, No. 2（Jun., 2003）, pp. 117–138.

［176］Reinhard Busse, Annette Riesberg,《Health Care Systems in Transition：Germany》 ［R］. Copenhagen, WHO Regional Office for Europe on behalf of the European Observatory on Health Systems and Policies, 2004.

［177］Docteur, E. and H. Oxley,《Health–Care Systems：Lessons from the Reform Experience》 ［R］.OECD Economics Department Working Papers, No. 374, OECD Publishing. doi： 10.1787/884504747522, 2003.

［178］Botschaft betreffend die Aderung des Bundesgesetzes uber die Krankenversicherung （Managed Care）vom 15. September 2004.

［179］Richard B. Saltman, Reinhard Busse, Josep Figueras《Social health insurance systems in western Europe》［R］. Copenhagen, WHO Regional Office for Europe on behalf of the European Observatory on Health Systems and Policies, 2004.

［180］Klaus–Dirk Henke, Jonas Schreygg《Towards sustainable health care systems Strategies in health insurance schemes in France, Germany, Japan and the Netherlands》［R］. Berlin Technical University, Germany, ISSA Initiative Findings & Opinions No. 15, 2004.

［181］The statistical year book of the Netherlands 2011, www.cbs.nl Books Statistical Yearbook.

［182］The Ministery of Health, Welfare and Sport（VWS）, 2011, Health insurance in the Netherlands, www.government.nl/···/health – insurance–in–the–netherlands.

［183］Federal Ministery of Health and Social Security（2004）；Health Insurance Options in Germany–January2011.http：//www.howtogermany.com.

后 记

2003 年 9 月，我硕士毕业后进入保险行业，一干就是 8 年，先后在新华人寿和中国人保工作。其间，主要从事商业保险公司与政府社保部门及企事业单位合作开展基本医疗保险、补充医疗保险（包括大病保险）相关业务。尤其是 2007 年进入中国人民健康保险公司工作以后，更是主要负责公司的政府合作业务，先后与各地政府合作，累计开展 400 多个项目。几年中，我见证了商业保险行业参与医疗保障体系建设不断深化的过程，也直接参与了"湛江模式""太仓模式""平谷模式"等医疗保障制度引入市场机制典型模式的探索与实践。甚至可以说，我所在的公司（包括我和我的同事们）为我国最终全面建立大病保险制度发挥了重要的作用。在 8 年的实践过程中，我与各级医疗保障部门、保险监管部门及保险同业不断在进行交流或者争论：中国的医疗保险究竟是否需要 / 应该引入市场机制？究竟政府与市场应该采取什么样的合作模式才最适合我国医疗保障体系建设实际？国务院相关部门下发的《关于开展城乡居民大病保险工作的指导意见》虽然似乎为这些问题画上了句号，但问题其实并未真正得到解决。对这些问题的回答仍然存在不同的观点和争论。对于这些问题，我自然也进行了深入思考，并逐步形成了自己的观点。当然，这些观点并没有形成体系，并且总体来讲是基于实践经验的一种感性、直观认识，尚没有上升到体系化、理论化的思维。

2011 年，我转岗到地方政府工作。基于观察问题的角度发生了转换，对此问题又有了新的认识。尤其是 2014 年进入中国社科院研究生院学习经济学以后，更是开始试图用相关经济学理论对我的一些想法和观点进行验证。在选题的时候，在导师文学国教授的指导下，我决定选取这个方向作为我的博士论文课题，以便为我在这一领域的长期思考做一个系统性的理论梳理，也算是对我多年心愿的一个了结。

经过近两年时间的努力，本书终于得以完成。衷心感谢我的导师文学国教授，从选题开始直到资料搜集、本书框架设计、理论应用、本书写作等各个环节，文老师都给了我大量的悉心指导和热情帮助。当然，还有不断的严格督促和提醒，让我在繁忙的工作中仍然能够按期完成本书写作。遗憾的是，由于时间紧张，加上经济学理论功底不够深厚，最终提交的这篇本书，与文老师和我自己的期望相比，仍然有较大的差距。在此，除了向文老师致以深深的感激之情以外，也要表达自己深深的歉意。

在写作过程中，也得到了来自不同方面的大力支持。感谢我在中国人民健康保险公司的同事白瑞，我们曾经并肩战斗过几年，现在又忍受着腰椎间盘突出的病痛折磨，帮助我搜集整理相关资料和数据，并对一些内容提出了很好的建议；感谢瑞士再保险公司中国代表处的乐清文女士，为我提供国外的相关资料和数据；感谢从大学时代起就是莫逆之交、现在中国再保险集团公司工作的曹顺明同学，这次又热情地帮我搜集提供了大量的参考书籍；感谢中国社科院研究生院的刘克龙老师、雨虹同学、侯昱薇同学，在我准备本书的过程中给予了大量的帮助，没有这些帮助，本书的写作不可能这么顺利。

最后，我也要感谢我的家人。在攻读博士的三年期间，工作之余，我的全部时间都用于上课、看书和准备本书，根本无暇陪伴家人、照顾家庭。感谢我的妻子贺瑾，给了我大力的理解和支持，全力照顾家庭，在本书写作阶段又帮我整理资料、调整格式并协助我完成了制作图表等技术性工作；感谢我的父母、岳父母，一直对我给予鼓励，并对我的疏于陪伴和照顾充分理解、毫无怨言；也要感谢我六岁的小女儿，在我"写作业"的时候大多数情况下都会很乖地自己去玩耍，并时常带给我快乐，激发我的写作灵感。

四十有二，实现一个新的目标。欣慰之余，犹愿不舍初心，继续前进！

2017 年 5 月于北京